Natur für die Seele

Weitere experimentelle Streifzüge in die Psychologie mit Lebenspraxisbezug:

Patrick Amar, Psychologie für Fach- und Führungskräfte, ISBN 978-3-642-37679-5

Serge Ciccotti, Hundepsychologie, ISBN 978-3-8274-2795-3

Serge Ciccotti, 150 psychologische Aha-Experimente, ISBN 978-3-8274-2843-1

Sylvain Delouvée, Warum verhalten wir uns manchmal merkwürdig und unlogisch?, ISBN 978-3-8274-3033-5

Gustave-Nicolas Fischer/Virginie Dodeler, Wie Gedanken unser Wohlbefinden beeinflussen, ISBN 978-3-8274-3045-8

Alain Lieury, Ein Gedächtnis wie ein Elefant?, ISBN 978-3-8274-3043-4

Alain Lieury, Die Geheimnisse unseres Gehirns, ISBN 978-3-642-37506-4

Jordi Quoidbach, Glückliche Menschen leben länger, ISBN 978-3-8274-2856-1

Nicolas Guéguen

Sébastien Meineri

Natur für die Seele

Die Umwelt und ihre Auswirkungen auf die Psyche

Aus dem Französischen übersetzt von Jutta Bretthauer

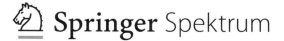

Nicolas Guéguen   Sébastien Meineri

Aus dem Französischen übersetzt von Jutta Bretthauer.

ISBN 978-3-642-34820-4   ISBN 978-3-642-34821-1 (eBook)
DOI 10.1007/978-3-642-34821-1

Die Deutsche Nationalbibliothek verzeichnet diese Publikation in der Deutschen Natio-
nalbibliografie; detaillierte bibliografische Daten sind im Internet über http://dnb.d-nb.de
abrufbar.

Springer Spektrum
Übersetzung der französischen Ausgabe *Pourquoi la nature nous fait du bien* von Nicolas
Guéguen und Sébastien Meineri, erschienen bei Dunod Éditeur S. A. Paris, © Dunod,
Paris 2012.

Planung und Lektorat: Marion Krämer, Sabine Bartels
Redaktion: Tatjana Strasser
Einbandentwurf: deblik Berlin unter Verwendung einer Illustration von Laurent Audouin

Gedruckt auf säurefreiem und chlorfrei gebleichtem Papier.

Springer Spektrum ist eine Marke von Springer DE. Springer DE ist Teil der Fachverlags-
gruppe Springer Science+Business Media.
www.springer-spektrum.de

Vorwort

Nehmen Sie Vitamin G? Nein? Nun, das ist schade, Sie sollten es tun, denn es ist gut für Ihre körperliche und seelische Gesundheit, für unseren Planeten und für die kommenden Generationen. Kurz gesagt, Vitamin G ist das Vitamin des Lebens!

Wenn unsere angelsächsischen Kollegen von Vitamin G sprechen (Green Vitamine), das natürlich gar nicht existiert, meinen sie die wohltuende Wirkung, die von den uns umgebenden Pflanzen, Bäumen und Blumen ausgeht. Der Mensch hat sich ganz besonders in den letzten hundert Jahren stark von den Zwängen der Natur befreit, gleichzeitig hat er sich dabei aber auch von ihr entfernt. Durch zunehmende Urbanisierung und Landflucht ist die Natur, wie man sie in einem Wald, auf den grünen Hängen von Bergen und Hügeln oder am Ufer eines Flusses erleben kann, den Menschen von heute und auch den jüngeren Generationen fremd geworden. Unser hektisches Leben und unsere von der Werbung diktierte Freizeitgestaltung lassen uns vergessen, dass es ganz in unserer Nähe Möglichkeiten zu einfachen Aktivitäten gibt, die im Einklang mit der Natur stehen, diese fördern und uns gut tun. Wir denken dabei vor allem an die Arbeit im Garten, an Spaziergänge im Wald, im Gebirge oder entlang eines Flusses.

In diesem Buch wollen wir einige Aspekte der so genannten Umweltpsychologie beleuchten. Diese Fachrichtung untersucht, wie sich die unmittelbare physische Umgebung auf die Psyche des Menschen, auf sein körperliches und seelisches Wohlbefinden und auf sein Verhalten auswirken kann. Im ersten Teil des Buches befassen wir uns mit der Frage, wie die unmittelbare natürliche Umgebung den Menschen beeinflusst. Die Natur erleben wir konkret in Form von Blumen und Bäumen, aber auch durch die Sonne und den Mond. Das ist eine Natur zum Sehen und Anfassen, die, wie wir in diesem Buch erfahren werden, uns und unseren Kinder gut tut. Sie macht uns die Arbeit angenehmer, verringert Stress und wirkt sich bei Krankheit positiv auf die Heilung aus. Man muss übrigens nicht mitten im Wald leben, um den Einfluss der Natur zu spüren. Es reicht schon, wenn wir ein wenig Natur zu uns in die Wohnung hereinholen, wenn wir am Arbeitsplatz und überall dort, wo wir uns gewöhnlich aufhalten, ja sogar in Krankenhäusern, Schulen und Haftanstalten, ein wenig Nähe zur Natur herstellen.

Viele Elemente der Natur beeinflussen unmerklich unsere sozialen Interaktionen ebenso wie unser körperliches und seelisches Wohlbefinden. Das Wissen um all diese Wirkungen kann uns möglicherweise helfen, unser biologisches Verhältnis zur Natur wieder herzustellen. Durch die rasant fortschreitende Verstädterung und unser allzu modernes Leben, in dem wir uns vom alltäglichen Trott und unseren materiellen Wünschen leiten lassen, haben wir vielleicht vergessen, wie wichtig die Natur für uns und unseren Körper stets war und immer noch ist. Indem wir uns dessen aber bewusst werden, können wir lernen, ihren Wert wieder zu schätzen und sie deshalb so gut wie möglich für die Zukunft zu bewahren.

Inhalt

Teil 2

Teil 1

Der Einfluss unserer natürlichen Umwelt

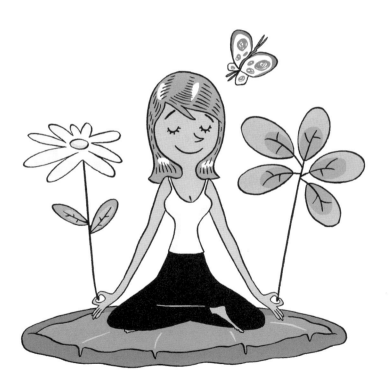

In diesem ersten Teil geht es um den Einfluss der Natur und ihrer Elemente auf unser Verhalten und auf unser körperliches und seelisches Wohlbefinden. Zunächst fragen wir, was passiert, wenn wir einer Welt begegnen, in der die größte Vielfalt an Pflanzen anzutreffen ist, dem Wald. Ihm wohnt ein Zauber inne, aus ihm schöpfen Geist und Körper ungeahnte Kräfte. Anschließend befassen wir uns mit der Frage, welche Wirkung der bloße Anblick von Natur hervorrufen kann. Der Blick aus dem Fenster eines Klassenzimmers, der Wohnung, des Büros oder sogar einer Gefängniszelle auf ein wenig Grün kann sich ausgesprochen positiv auswirken. Wir werden auch sehen, dass die Natur vor allem bei Kindern zu einer Verbesserung ihrer kognitiven und schulischen Leistungen beitragen kann. Aus den gezeigten Untersuchungen geht hervor, dass wir in unserer alltäglichen, zumeist urbanen Umgebung den Bäumen, Pflanzen und Blumen mehr Raum geben sollten. Denn diese verbessern manche intellektuellen Fähigkeiten und steigern unser Wohlbefinden im Alltag. Dabei werden wir zeigen, dass es sich hier nicht nur um ein ganz subjektives Phänomen handelt, sondern dass das Grün auch soziale Beziehungen positiv beeinflusst. Eine grüne Umgebung fördert zwischenmenschliche Begegnungen, Altruismus und sogar die Liebe. Das Betrachten von Natur ist aber nur der erste Schritt. Auch das Interagieren mit ihr und die aktive Beobachtung des natürlichen Schöpfungsprozesses können sich als äußerst vorteilhaft erweisen. In manchen Schulen gibt es heute schon „blühende" Gärten, in denen die Kinder säen und pflanzen, jäten und gießen dürfen und beobachten können, wie sich das Leben entwickelt. Hier können sie schließlich auch die Früchte ihrer Arbeit ernten. Wir stellen Untersuchungen vor, die beweisen, dass es sich lohnt, die Gartenarbeit zu fördern. Die schulischen Leistungen der Kinder verbessern sich und die Schüler begegnen später als Erwachsene ihrer Umwelt und der Natur mit größerer Achtung. Gartenarbeit hilft auch älteren Menschen, ganz besonders dann, wenn sie aufgrund von Krankheiten leider nur noch mit einem kleinen Ausschnitt der Natur in Berührung kommen können. Unsere Umwelt besteht aber nicht nur aus dem, was wir sehen oder berühren können. Wir sind auch von Geräuschen und Gerüchen umgeben, von natürlichen wie von den künstlichen in unseren Städten. Sie können je nach ihrer Beschaffenheit positive oder negative Auswirkungen haben. Manche Geräusche beeinträchtigen die Lernfähigkeit unserer Kinder, von anderen hingegen, vor allem von natürlichen Lauten, kann eine beruhigende und tröstende Wirkung, zum Beispiel auf frisch operierte Patienten, ausgehen. Und schließlich unterliegen wir nicht nur dem Einfluss der Natur, sondern auch dem anderer Elemente und Zyklen: dem Wechsel der Jahreszeiten, der Sonne, dem Regen und sogar dem Mond. Ihrer Wirkungen sind wir uns kaum bewusst, weil sie uns so natürlich vorkommen.

1

Der positive Einfluss der Natur auf die Gesundheit und das Wohlbefinden

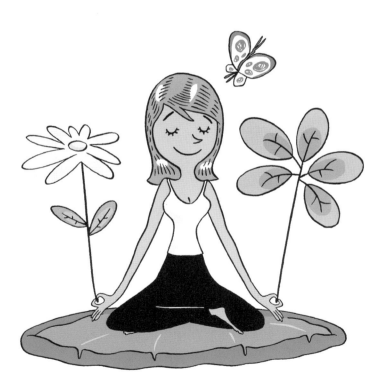

Inhaltsübersicht

1 Vorwärts marsch!

Zu Fuß gehen, ist gesund. Das hört man ja immer wieder. Richtig: Regelmäßige, auch mäßige körperliche Bewegung tut gut. Glaubt man jedoch der Forschung, lässt sich ihre Effizienz sogar noch steigern, wenn man sich in einer natürlichen Umgebung bewegt.

Bunn-Jin Park et al. (2009) baten junge Männer im Alter von 22 Jahren, eine Strecke unter zwei verschiedenen Bedingungen zu Fuß zurückzulegen. Am ersten Tag wurde die eine Hälfte der Gruppe in den Wald geschickt und die andere in die Stadt, wo starker Verkehr herrschte und die Autos dicht an ihnen vorbeifuhren. Alle Teilnehmer sollten genau 15 Minuten lang gehen. Nach exakt einer Viertelstunde sollten sie sich auf bereitgestellte Klappstühle setzen und sich 15 Minuten lang ausruhen. Am folgenden Tag wurde das Prozedere wiederholt, allerdings unter vertauschten Bedingungen (diejenigen, die zuvor im Wald waren, mussten nun durch die Stadt laufen und umgekehrt). Alle Versuchsteilnehmer trugen einen Rucksack, in dem sich ein Gerät befand, das ihre Herztätigkeit anhand verschiedener Parameter (arterieller Blutdruck und Herzrhythmus) aufzeichnete. Damit sich die Probanden an das Gerät gewöhnen konnten, trugen sie es bereits seit dem Frühstück, also bevor sie sich auf den Weg machten.

Es zeigte sich, dass der systolische Blutdruck und der Herzrhythmus zwar vor Beginn des Versuchs in beiden Gruppen gleich waren, danach aber nicht mehr. Das Gehen im Wald führte nicht zu einer Erhöhung des systolischen Blutdrucks, der Gang durch die Stadt dagegen schon. Dieser Unterschied zwischen den beiden Gruppen blieb während des gesamten Experiments bestehen, auch während der Ruhephase. Die Herzfrequenz variierte natürlich, je nachdem, ob die Versuchsperson gerade saß oder marschierte. Doch auch hier war die Pulsfrequenz höher, wenn der Betreffende durch die Stadt ging, und das sogar nach der Ruhephase.

Es ist also festzustellen, dass es sich unterschiedlich auf verschiedene physiologische Parameter auswirkt, wo wir zu Fuß unterwegs sind. Die Tatsache, dass diese Wirkung auch nach der Erholungsphase erhalten blieb, scheint darauf hinzuweisen, dass die Ursache tatsächlich in der jeweiligen Umgebung lag und nicht darin, dass sich die Versuchspersonen, je nachdem, wo sie marschierten, unterschiedlich stark angestrengt hatten. Nach Ansicht der Forscher lässt sich diese Wirkung auf eine geringere Produktion von Stresshormonen zurückführen. Aus einer anderen Untersuchung, die sich der gleichen Methode bediente wie oben beschrieben, war nämlich hervorgegangen, dass nach einem Spaziergang durch den Wald die Konzentration des Stresshormons Cortisol im Speichel der Probanden niedriger war als nach einem Gang durch die Stadt (Park et al. 2007).

Fazit

Zu Fuß gehen, ja. Will man aber die positiven Auswirkungen des Laufens auf das Herz-Kreislauf-System noch verstärken, sollte man dazu in den Wald gehen. Aus den genannten Arbeiten geht jedenfalls deutlich hervor, dass allein die Umgebung, in der wir uns körperlich bewegen, eine wichtige Rolle spielt. Vom Wald geht ein gewisser Zauber aus, seine Schönheit und Ruhe sind sicherlich eine

Erklärung für diese Wirkung. Für Menschen, die wieder anfangen, Sport zu treiben oder denen der Arzt eine mäßige körperliche Bewegung empfohlen hat, könnte es also sinnvoll sein, sich dazu in den Wald zu begeben, um von dessen positiver Wirkung unmittelbar zu profitieren. Eine Untersuchung von Hug et al. (2009) bestätigt außerdem, dass sich allein anhand der Tatsache, ob in einem Sportstudio die Möglichkeit besteht, das gleiche Angebot (Fahrrad- oder Ruderergometer usw.) nicht nur in der Halle, sondern auch im Freien zu nutzen, vorhersagen lässt, ob und wie häufig die Kunden wiederkommen werden und ob sie bei ihrem Vorsatz bleiben, Sport zu treiben. Wie positiv muss sich dann erst eine natürliche Umgebung auf die Entscheidung auswirken, mit dem Sport weiterzumachen!

2 Alles spricht für den Wald

Was wir einen Waldspaziergang nennen, bezeichnen die Japaner als *shinriyoku*, und die Auswirkungen eines solchen Spaziergangs sind in Japan Gegenstand zahlreicher wissenschaftlicher Forschungsarbeiten. Wie wir gerade gesehen haben, hat ein Waldspaziergang im Gegensatz zu einem Stadtbummel einen positiven Einfluss auf den Herzrhythmus und den arteriellen Blutdruck. Doch offenbar geht die Wirkung noch darüber hinaus, denn wenn wir der Forschung Glauben schenken, können wir auf diese Weise sogar unser Immunsystem stärken.

Quin Li von der medizinischen Fakultät in Tokio leitet die Untersuchungen über die Auswirkungen eines Wald-

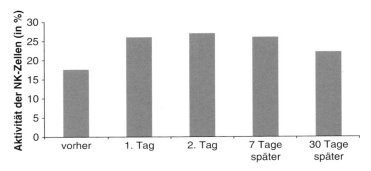

Abb. 1.1   Aktivität der NK-Zellen

spaziergangs auf das menschliche Immunsystem. Eine Zusammenfassung seiner Arbeiten (Li et al. 2010) belegt, dass
sich ein Spaziergang im Wald in vielerlei Hinsicht positiv
auf das Immunsystem auswirkt. In einer seiner Untersuchungen (Li et al. 2008a) gingen Versuchspersonen an zwei
aufeinanderfolgenden Tagen in unterschiedlichen Wald-
gebieten spazieren. Vorher und nach jedem Tag wurde die
Aktivität ihrer NK-Zellen gemessen (*natural killer* oder
natürliche Killerzellen, die eine wichtige Rolle im Kampf
gegen Krankheitserreger und Tumorzellen spielen). Diese
Messung wurde sieben Tage und dann noch einmal 30 Tage
nach dem Aufenthalt im Wald wiederholt. Die Ergebnisse
zeigt Abb. 1.1.

Wie man sieht, sind die positiven Auswirkungen eines
Aufenthalts im Wald nicht nur unmittelbar (am ersten Tag)
zu beobachten, sondern das Immunsystem bleibt auch
30 Tage später noch aktiv, obwohl die Versuchspersonen
nur an zwei Tagen im Wald gewesen waren.

Ein Ausflug in den Wald führt also zu einer Stärkung des
körpereigenen Abwehrsystems. Diese Wirkung war sowohl

bei Männern als auch bei Frauen zu beobachten. Allein der Aufenthalt im Wald rief diese positive Wirkung hervor und nicht die damit verbundene körperliche Bewegung.

Denn in einer anderen Untersuchung (Li et al. 2008b) konnte aufgezeigt werden, dass sich ein Stadtbummel überhaupt nicht auf die Aktivität der NK-Zellen auswirkte, wohingegen nach einem Waldspaziergang eine starke Steigerung ihrer Aktivität festzustellen war. In anderen Arbeiten konnte Li erklären, welcher Mechanismus die vermehrte Aktivität der NK-Zellen auslöst. Zum einen beobachtete er bei seinen Versuchspersonen eine erhöhte Anzahl dieser Killerzellen (Li et al. 2010) und zwar auch noch nach 30 Tagen. Zum anderen konnte nachgewiesen werden, dass auch die Menge anderer an der Immunreaktion beteiligter Elemente (Perforin, Grazyme usw.) zunahm, die bei dem von den Killerzellen in Gang gesetzten Prozess eine wichtige Rolle spielen. Li beobachtete bei seinen Probanden außerdem nach einem Waldspaziergang eine geringere Adrenalinkonzentration im Urin. Nach einem Stadtbummel stellte sich dieser Effekt nicht ein. Adrenalin bremst aber bekanntlich die Aktivität des Immunsystems. Das Gleiche gilt für das Stresshormon Cortisol, dessen negative Auswirkungen auf die körpereigenen Abwehrkräfte ebenfalls bekannt sind.

Fazit

Mit einem Aufenthalt im Wald lässt sich also das Immunsystem stärken. Und wieder hat sich gezeigt, dass das Spazierengehen allein diese Wirkung nicht herbeiführt. Der richtige Ort ist wichtig. Das soll nun aber nicht heißen, dass der Wald als einzige natürliche Umgebung für einen Spaziergang einen so positiven Einfluss ausübt. Man müsste ähnliche Studien auch für Wanderungen im Gebirge, am Meer, auf dem Land oder vielleicht sogar in der Wüste durchführen… eben dort, wo die Menschen leben. Wie wir gesehen haben, hielt die positive Wirkung auch noch einen Monat nach dem Spaziergang an. Wer gestresst ist, sollte sich zur Entspannung vielleicht einmal im Monat in den Terminkalender einen Spaziergang im Wald eintragen.

3   Krankenhaus im Grünen

Über die Architektur unserer Krankenhäuser kann man nur sagen, dass sie die Angst der Patienten häufig noch verstärkt. Bauweise und Umgebung eines Krankenhauses sind doch ohne Bedeutung, wird manch einer meinen, wichtig sind allein die Kompetenz des Personals und die Qualität der technischen Ausstattung. Ja, aber man lässt dabei die Patienten außer Acht, für deren Gesundheitszustand und Genesung die Umgebung durchaus eine Rolle spielen kann. Allein der Blick aus dem Fenster einer Klinik kann den Heilungsprozess nach einer Operation beeinflussen.

Ulrich (1984) hat in einer Studie über zehn Jahre lang die Daten von Patienten im Alter von 20 bis 69 Jahren ausgewertet, die sich in ein und demselben Krankenhaus einer Cholezystektomie (operativen Entfernung der Gallenblase) unterziehen mussten. Dieser Eingriff ist wie viele Operationen am Verdauungsapparat in der postoperativen Phase besonders schmerzhaft. Während des Klinikaufenthaltes der Patienten wurden diverse Parameter erfasst: Dauer des Krankenhausaufenthaltes, Menge und Stärke der täglich eingenommenen Schmerztabletten sowie der Medikamente zur Behandlung von Angstzuständen (Tranquilizer, Barbiturate usw.). Dabei unterschied man zwischen starken, mittelstarken und leichten Schmerzmitteln. In die Evaluation gingen außerdem die aufgetretenen geringfügigen Beschwerden ein (Übelkeit, andauernder Kopfschmerz) sowie die Einschätzungen des Pflegepersonals vom Genesungsverlauf des Patienten. Dazu wurde auf einer Punkteskala das Verhalten der Patienten eingetragen (weinte der Patient vor Schmerz, entsprach das einem Wert von − 1, lachte und scherzte er, lag der Wert bei + 1). Die Patientenzimmer befanden sich alle auf derselben Seite des Krankenhauses. Aufgrund der Architektur des Gebäudes, in dem diese Studie erstellt wurde, schauten aber einige der Patienten aus dem Fenster ihres Krankenzimmers auf Bäume, wohingegen die anderen nur den Ausblick auf eine Ziegelmauer hatten, die zu einem anderen Trakt der Klinik gehörte.

Es stellte sich heraus, dass die Patienten der Gruppe mit Ausblick auf die Bäume durchschnittlich 7,96 Tage in der Klinik blieben, die anderen aber 8,70 Tage. Außerdem berichtete das Pflegepersonal häufiger über negative Vorkommnisse während des Genesungsprozesses bei jenen Patienten, die auf die Mauer blickten (3,96), als bei denen, vor deren Fenster Bäume standen (1,13). Über die Einnahme von Schmerzmitteln in den verschiedenen Phasen des Klinikaufenthaltes gibt Tab. 1.1 Auskunft.

Unmittelbar nach dem Eingriff unterschieden sich die beiden Gruppen kaum, doch sehr rasch benötigten die Patienten, die die Bäume sahen, nur noch sehr schwach dosierte Schmerzmittel. Bei den Medikamenten gegen Angstzustände war kein Unterschied feststellbar. Allerdings

Tab. 1.1 Durchschnittliche Einnahme von Schmerzmitteln

Einnahme von Schmerzmitteln	Blick auf die Mauer	Blick auf Bäume
Tag 0–1		
Stark	2,56	2,40
Mittelstark	4,00	5,00
Leicht	0,23	0,30
Tag 2–5		
Stark	2,48	0,96
Mittelstark	3,65	1,74
Leicht	2,57	5,39
Tag 6–7		
Stark	0,22	0,17
Mittelstark	0,35	0,17
Leicht	0,96	1,09

traten bei den Patienten der Gruppe mit Ausblick auf die Bäume weniger postoperative Komplikationen auf.

Man kann also festhalten, dass in diesem Fall die Bäume einen sehr positiven Einfluss auf die Patienten hatten, obwohl diese sie nur von ihrem Zimmer aus sehen konnten. Andere Arbeiten haben bestätigt, dass sich die Einrichtung von Grünzonen in Krankenhäusern positiv auswirkt. Sandra Whitehouse et al. (2001) haben gezeigt, dass ein Garten mit Bäumen bewirkte, dass Krankenhausbesucher weniger Angst verspürten, obwohl sie in großer Sorge um einen nahen Angehörigen waren (wenn sie etwa darauf warteten, wie die Operation ihres Kindes verlaufen war), und dass sie sich länger im Klinikbereich aufhielten. Sandra Whitehouse konnte ebenfalls beobachten, dass eine solche Grünzone den Stress des Klinikpersonals abbaute.

Fazit

Es lohnt sich offensichtlich, die Umgebung eines Krankenhauses zu verschönern, denn der Blick aus dem Fenster eines Krankenzimmers ist für die Patienten wichtig. Gewiss, in dieser Studie wurden nur Patienten miteinander verglichen, die entweder auf Bäume oder auf eine Ziegelmauer blickten, und man darf die Ergebnisse deshalb nicht verallgemeinern. Doch dieser Untersuchung verdanken wir die Erkenntnis, dass das, was sich draußen vor dem Fenster eines Patienten abspielt, seinen Gesundheitszustand und seine Genesung beeinflusst. Deshalb sollten Entscheidungsträger und Architekten, die solche Einrichtungen bauen und umgestalten, Bäume in ihre Planungen mit einbeziehen. Angesichts der Kosten, die ein zusätzlicher Tag im Krankenhaus verursacht, mag man sich fragen, wann die Krankenkassen endlich das Pflanzen von Bäumen finanzieren werden!

4   Pflanzen im Krankenhaus

Wir wissen nun zwar, dass sich der Blick aus dem Krankenzimmer auf Bäume positiv auf die Gesundheit der Patienten auswirkt, doch lassen sich die äußeren Gegebenheiten nicht immer wunschgemäß gestalten. Eine Lösung könnte deshalb sein zu prüfen, ob auch von Pflanzen im Patientenzimmer ein positiver Einfluss ausgeht, denn aus mehreren

Untersuchungen geht hervor, dass dies sowohl für die Patienten als auch für das Budget der Klinik von Vorteil wäre.

Park und Young (2009) haben Patienten im Durchschnittsalter von 36 Jahren untersucht, die sich in einer Klinik einer Thyroidektomie (der totalen oder teilweisen Entfernung der Schilddrüse) unterziehen mussten. Die Studie erstreckte sich über einen Zeitraum von sechs Monaten, und die Patienten lagen in sechs absolut gleich ausgestatteten Einzelzimmern auf der chirurgischen Station. Alle Zimmer befanden sich im selben Trakt der Klinik und gaben die Aussicht auf die gleichen Gebäude. frei. In drei dieser nach dem Zufallsprinzip ausgewählten Zimmer standen sowohl auf dem Boden als auch auf den vorhandenen Möbeln Grünpflanzen und Blumen. Die beiden wichtigsten in dieser Studie gemessenen Variablen waren die Dauer des Klinikaufenthaltes und die Menge der nach der Operation eingenommenen Schmerzmittel. Außerdem wurden regelmäßig bestimmte physiologische Parameter gemessen (Herzrhythmus, systolischer Blutdruck usw.). Zusätzlich wurden die Patienten gebeten, einen Fragebogen auszufüllen, mit dem das subjektive Schmerzempfinden, chronische Schmerzen sowie Angst und Erschöpfung erfasst werden sollten. Anschließend sollten die Patienten ihr Zimmer beurteilen (komfortabel, freundliche und entspannende Atmosphäre, sauber usw.).

Statistisch gesehen verweilten die Patienten durchschnittlich etwas kürzer in der Klinik, wenn in ihren Zimmern Pflanzen gestanden hatten (6.08 gegenüber 6.39 bei den anderen). Den Verbrauch an Schmerzmitteln zeigt Tab. 1.2.

Mit Ausnahme des ersten Tages benötigten die Patienten in den mit Pflanzen ausgestatteten Zimmern weniger

Tab. 1.2 Durchschnittliche Einnahme von Schmerzmitteln

Einnahme von Schmerzmitteln	Zimmer mit Pflanzen (%)	Zimmer ohne Pflanzen (%)
1. Tag		
Stark	26	28
Mittelstark	74	72
Leicht	0	0
2.–3. Tag		
Stark	0	3
Mittelstark	55	68
Leicht	45	29
4.–5. Tag		
Stark	0	0
Mittelstark	6	10
Leicht	94	90

hoch dosierte Schmerzmittel als die anderen. Bei den physiologischen Parametern war kein Unterschied feststellbar. Allerdings ergab die Auswertung der Patientenangaben, dass diejenigen in Zimmern mit Pflanzen ihre Schmerzen als geringer beurteilten. Dieselben Patienten litten ebenfalls seltener unter Angst und Erschöpfung. Und schließlich fiel auch die Beurteilung des Zimmers positiver aus, wenn Pflanzen vorhanden waren.

Wie man sieht, wirken sich Pflanzen in Krankenzimmern positiv auf das Schmerzempfinden der Patienten aus und verkürzen deren Aufenthaltsdauer im Krankenhaus. In dieser Studie wurden lediglich Frauen erfasst, doch Park und Mattson (2008) hatten zuvor bereits bei Männern und Frauen nach einer Blinddarmoperation die gleichen Wirkungen festgestellt. Die beiden Forscher hatten außerdem beobachtet, dass Pflanzen zu einer Senkung des systolischen Blutdrucks und der Herzfrequenz beitrugen, und zwar vom Zeitpunkt der Einlieferung ins Krankenhaus bis zum Tag der Entlassung. Bei der Beobachtung von Patienten über einen längeren Zeitraum hinweg bestätigte sich diese Wirkung.

Raanaas et al. (2010) beobachteten Patienten, die sich nach einem chirurgischen Eingriff am Herzen (Infarkt, Bypass usw.) oder aufgrund von Lungenproblemen (chronisch obstruktive Bronchitis, Asthma usw.) in einer Rehabilitationsklinik aufhielten. In den verschiedenen Räumen dieser Einrichtung (Aufenthaltsräume, Speiseraum, Bibliothek usw.) hatte man eine große Anzahl von Grünpflanzen aufgestellt. Der Gesundheitszustand der Patienten wurde regelmäßig kontrolliert, und die gemessenen Daten mit denen von Patienten verglichen, die ihre Rehabilitationsbehandlung in der Einrichtung erhalten hatten, bevor diese mit Pflanzen ausgestattet worden war. Die Ergebnisse weisen darauf hin, dass sich der Gesundheitszustand der Patienten in Abhängigkeit vom jeweiligen Beobachtungszeitraum verbesserte. Offenbar tritt auch kein Gewöhnungseffekt ein, der zu einem Rückgang der zu Beginn der Untersuchung festgestellten Verbesserung führt. Die positive Wirkung scheint von Dauer zu sein.

Fazit

Wir halten also fest, dass sich Pflanzen in Krankenhauszimmern nach einer Operation immer positiv auf die Genesung der Patienten auswirken. Das ist wahrscheinlich dadurch zu erklären, dass sie zum körperlichen Wohlbefinden beitragen und einen Raum, den jeder so schnell wie möglich wieder verlassen möchte, angenehmer und freundlicher erscheinen lassen. Pflanzen in Krankenzimmern werfen natürlich auch Hygieneprobleme auf oder lösen möglicherweise Allergien aus. Doch die positiven Wirkungen sind es Wert, darüber nachzudenken. Vielleicht wird ja demnächst schon die Rechnung ihres Blumenhändlers von der Krankenkasse erstattet.

5   Gesund durch Pflanzen

Mens sana in corpore sano – ein gesunder Geist in einem gesunden Körper! Das wünschen wir uns für unsere Kinder. Wie wir gerade gesehen haben, können Pflanzen im Krankenhaus die Genesung der Patienten beeinflussen. Die Forschung hat auch gezeigt, dass sich kleinere gesundheitliche Beschwerden von Schülern verringern lassen, wenn man die Klassenzimmer mit Pflanzen schmückt.

Für eine Studie an Schülern im Alter von 14 bis 16 Jahren ließ Fjeld (2000), drei Klassenräume mit zahlreichen Pflanzen ausstatten: Auf dem Boden der Klassenzimmer standen etliche Topfpflanzen, und eine Wand des Raums war zu einem großen Teil zugerankt. Zu Vergleichszwecken wurden Kontrollgruppen von Schülern gleichen Alters in Räumen ohne Pflanzenschmuck unterrichtet. Einen Monat lang sollten die Schüler aller Klassen einen dreiteiligen Fragebogen zu ihrer Gesundheit ausfüllen. Darin ging es um Angaben zu neuropsychologischen Problemen (Müdigkeit, Übelkeit, Kopfschmerzen usw.), zu HNO- und Augenproblemen (Husten, trockener oder gereizter Hals usw.) und zu Problemen der Haut (Rötung, trockene Haut). In einem zweiten Fragebogen wurden die Schüler gebeten, ihre schulische Umgebung zu beurteilen (Schönheit, Komfort, Luftqualität, Beengtheit oder Großzügigkeit der Räume usw.). Um herauszufinden, ob die Pflanzen die Beurteilung der Schüler und ihre kleineren gesundheitlichen Beschwerden beeinflussten, wurden die Angaben der Schüler, in deren Klassenzimmer Pflanzen standen, mit denen der Kontrollgruppen verglichen. Der Unterschied diente dann als Indikator. Aus Tab. 1.3 geht hervor, in welchem Ausmaß die Symptome der Kinder zurückgingen, wenn ihre Klassenräume mit Pflanzen ausgestattet waren.

Bei den Schülern in den Klassen mit Pflanzen verringerten sich einige ihrer Beschwerden. Die Analyse der Beurteilungen der Schüler ergab, dass sie ihre Klassenräume als angenehmer, anregender, komfortabler und die Luftqualität als besser empfanden, wenn in den Zimmern Pflanzen vorhanden waren. Obwohl diese Pflanzen Platz in Anspruch nahmen und die Klassenzimmer dadurch objektiv kleiner wurden, nahmen die Schüler diese paradoxerweise als geräumiger wahr!

Schenkt man dieser Untersuchung Glauben, dienen Pflanzen also der Gesundheit der Schüler. Bestätigt wurde dies durch weitere Arbeiten, in denen der Gesundheitszustand anhand anderer Kriterien erfasst wurde. So hat Han (2009) beispielsweise gezeigt, dass Gymnasiasten, in deren Klas-

Tab. 1.3 Rückgang der Symptome in Klassenräumen mit Pflanzen

	Rückgang der Symptome in Klassenräumen mit Pflanzen (%)
Neuropsychologische Probleme	
Müdigkeit	9
Schwerer Kopf	15
Kopfschmerzen	37
Konzentrationsschwierigkeiten	16
HNO- und Augenprobleme	
Gereizte Augen	30
Gefühl der Atemnot	36
Trockener, gereizter Mund	17
Husten	4
Hautprobleme	
Gerötete/heiße Gesichtshaut	25
Juckende Kopfhaut	20
Trockene oder gerötete Hände	21

senzimmern Pflanzen standen, seltener wegen Krankheit fehlten.

Fazit

Halten wir also fest: Pflanzen wirken sich positiv auf die Gesundheit von Schülern aus, und diese fühlen sich in ihrem Klassenraum auch wohler. Das sollte uns zu denken geben, zumal es nicht schwer und auch nicht teuer ist, Pflanzen in die Schulen zu bringen.

6 Grüne Widerstandskraft

Oft hört man, die „Natur sei stärker als alles andere". Man kann aber auch die Ansicht vertreten, dass die Natur uns stärker macht. In den vorigen Kapiteln haben wir gesehen, dass sich Pflanzen und Bäume in Krankenhäusern sowohl in den Zimmern als auch draußen vor dem Fenster positiv auf das Schmerzempfinden der Patienten und auf deren Verbrauch von Schmerzmitteln auswirken. Wissenschaftliche Experimente gehen sogar noch weiter und belegen, dass allein das Vorhandensein von Pflanzen und Blumen die Schmerztoleranzgrenze von Versuchspersonen erhöht, denen bewusst Schmerzen und unangenehme Empfindungen zugefügt wurden.

In einer Untersuchung von Lohr und Pearson-Mims (2000) mussten sich Studenten in einem kleinen Raum einer reichlich speziellen Aufgabe stellen. Sie sollten ihre nichtdominante Hand (bei Rechtshändern ist das die linke, bei Linkshändern die rechte) in Eiswasser tauchen und solange wie möglich darin lassen. Zuvor hielten alle Versuchspersonen ihre nichtdominante Hand in ein Gefäß mit 37 °C warmem Wasser, damit die Hauttemperatur bei allen gleich war. Anschließend tauchten sie diese Hand in das eiskalte Wasser, und die Forscher registrierten, wie viele der Probanden es schafften, die Hand fünf Minuten lang darin zu lassen. In dem Versuchsraum standen entweder Zimmerpflanzen (Bedingung: Pflanzen) oder farbige Dekorationsobjekte (Bedingung: Dekorationsobjekte). Unter der Kontrollbedingung war weder das eine noch das andere vorhanden. Die Ergebnisse zeigt Abb. 1.2.

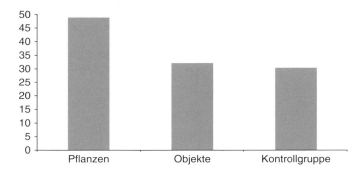

Abb. 1.2   Anteil der Probanden, die ihre Hand erst nach fünf Minuten aus dem Eiswasser zogen

Wie man sieht, waren in dem Raum mit Pflanzen mehr Versuchspersonen in der Lage, ihre Hand die geforderte Zeit über im Wasser zu lassen. Von den Dekorationsobjekten ging, vergleicht man die Ergebnisse mit denen der Kontrollgruppe, keine Wirkung aus. Das lässt vermuten, dass der Einfluss der Pflanzen nicht allein auf ihre dekorative Funktion zurückzuführen ist.

Pflanzen erhöhen also die Widerstandskraft gegen Schmerz. Die Ergebnisse dieses Experiments wurden übrigens später noch einmal bestätigt. Park et al. (2004) wiederholten im Wesentlichen den gleichen Versuch. Sie führten dazu Studentinnen in ein fiktives Krankenzimmer, wie es sie in Einrichtungen zur Ausbildung von Krankenpflegern gibt. In diesem Raum standen entweder blühende Pflanzen und Grünpflanzen, nur grüne Zimmerpflanzen oder gar keine Pflanzen. Die Wissenschaftler baten die jungen Frauen, ihre Hand in ein Gefäß mit Wasser einzutauchen, dessen Temperatur bei 0 °C lag. Sie sollten versuchen, die Hand so lange wie möglich in dem kalten Wasser zu lassen. Bei diesem Versuch wurde der elektrische Hautwiderstand der Probandinnen gemessen, der ein Indikator für den erlebten Schmerzstress ist. Nach dem Versuch sollten die Studentinnen auf einer Skala bewerten, wie stark der Schmerz gewesen war. Auch hier zeigte sich wieder, dass die Probandinnen in einem Raum mit Pflanzen ihre Hand länger im Eiswasser hielten, den verspürten Schmerz als weniger stark beurteilten und einen geringeren Hautwiderstand aufwiesen, also einem weniger hohen Stress ausgesetzt waren und über mehr Selbstkontrolle verfügten. Aus dem Versuch ging außerdem hervor, dass die Wirkung noch stärker ausfiel, wenn in dem Raum nicht nur grüne, sondern auch blühende Pflanzen standen.

Fazit

Pflanzen helfen uns also, ein schmerzhaftes oder zumindest sehr unangenehmes Erlebnis besser zu ertragen. Das funktioniert sowohl bei Männern als auch bei Frauen, und diese Wirkung ist nicht auf die dekorative Funktion von Pflanzen zurückzuführen, denn mit Dekorationsobjekten wird ein solcher Effekt nicht erzielt. Nach Ansicht der Forscher ist die positive Wirkung von blühenden oder grünen Pflanzen dadurch zu erklären, dass sie die Produktion von Endorphinen anregen, die durch ihre natürliche schmerzlindernde Eigenschaft die Schmerztoleranzgrenze erhöhen. Wir hatten ja bereits gesehen, dass Pflanzen das Schmerzempfinden und den Verbrauch von Analgetika bei Patienten nach einer Operation positiv beeinflussten. Diese Patienten waren allerdings über längere Zeit (mehrere Tage) mit den Pflanzen zusammen. Betrachten wir nun die soeben geschilderten Versuche, so ist interessant, dass offensichtlich auch ein kurzer Kontakt (einige Minuten) ausreicht, im Körper physiologische Prozesse in Gang zu setzen, die es ermöglichen, einen Schmerz besser zu ertragen. Demnach werden allein durch den Anblick von Pflanzen fast automatisch Veränderungen im Körper ausgelöst. Sie üben also Macht über uns aus.

7 Kleine Fluchten

Wie wir gesehen haben, verbesserte sich der Gesundheitszustand frisch operierter Patienten, wenn sie aus dem Fenster ihres Krankenzimmers auf Bäume oder eine natürliche Umgebung blickten. Diese Wirkung ist offenbar so stark, dass sie auch das gesundheitliche Befinden von Gefängnisinsassen beeinflusst.

Moore (1981) hat Gefängniszellen in zwei Kategorien eingeteilt: in die *inside*-Zellen (die den Häftlingen nur den Blick ins Innere der Haftanstalt freigaben) und die *outside*-Zellen (von deren Fenstern aus sie nach draußen und also je nach Standort der Anstalt in die natürliche Umgebung schauen konnten). Dann erfasste man, wie häufig die Insassen der jeweiligen Zellen um medizinische Versorgung baten. In Gefängnissen sind solche Bitten ein Indikator für den Stress und den Leidensdruck der Häftlinge, und viele ihrer gesundheitlichen Probleme sind ganz spezifisch auf Stress zurückzuführen. Das gilt für einen großen Teil der Hautprobleme (61 %), der Erkrankungen der Atemwege sowie des Magen-Darm-Traktes. All diese Beschwerden sind bekanntlich häufig psychisch bedingt.

Die Krankmeldungen von 2.648 Häftlingen wurden ausgewertet, und es stellte sich heraus, dass die Insassen von *outside*-Zellen weniger häufig um medizinische Versorgung baten, und zwar besonders selten dann, wenn sie von ihrer Zelle aus auf einen Bauernhof in der Nähe oder ein Waldstück schauen konnten. Nach Ansicht der Forscher lenkte sie dieser Blick von ihrer eigenen Umgebung ab, und das verringerte die mit dem Freiheitsentzug verbundenen Spannungen, was wiederum zu einem Rückgang der gesundheitlichen und vor allem der psychisch bedingten Probleme führte.

Häftlinge bitten also unterschiedlich oft um medizinische Versorgung, je nachdem, welchen Ausblick ihre Zellen bieten. Diese Ergebnisse wurden durch spätere Arbeiten bestätigt (West 1986). Es ist auch nachgewiesen worden, dass Häftlinge, die zu Arbeiten im Grünen herangezogen wurden (Bäume schneiden, Gartenarbeit usw.), seltener rückfällig wurden (sechs Prozent erneute Festnahmen in den ersten vier Monaten nach der Entlassung) als solche, die nur innerhalb von Gebäuden tätig waren (29 % erneute Verhaftungen in den ersten vier Monaten).

Fazit

Gefängnisinsassen sind einem hohen Stress und Leidensdruck ausgesetzt, und natürlich kann auch der Ausblick aus dem Zellenfenster nichts an dieser Realität ändern. Die negativen Auswirkungen des Gefängnisalltags lassen sich aber dadurch mildern, dass man den Gefangenen einen Ausblick auf die unmittelbare äußere Umgebung ermöglicht. Diesen Gedanken sollte man beim Umbau oder der Renovierung von Haftanstalten vielleicht mit berücksichtigen.

8   Grün macht schlank

Wie viel Energie wir verbrauchen und wie viel Nahrung wir zu uns nehmen, hängt bekanntlich auch von unserer unmittelbaren Umgebung ab. Wer in der Nähe eines Supermarktes wohnt, kauft mehr frische Produkte und Obst, weil er seine Vorräte leicht auffüllen kann. Wir wissen auch, dass Blumenkübel auf der Straße und kleine Parkanlagen selbst mitten in der Stadt zum Spazierengehen anregen und damit dazu beitragen, die Geißel unserer modernen urbanen Gesellschaft zu bekämpfen, das Übergewicht.

Für ihre Studie haben Bell et al. (2008) mehrere Tausend Kinder im Alter von drei bis 16 Jahren über einen längeren Zeitraum begleitet. Die Kinder lebten zwei Jahre lang am selben Ort und ihr Body-Mass-Index (BMI) war bekannt. (Anhand des BMI, also des Verhältnisses von Gewicht zu Größe, lässt sich der Grad der Fettleibigkeit bestimmen.) Zwei Jahre später wurde der BMI der Kinder erneut gemessen. In der Zwischenzeit hatten die Forscher mithilfe von Satellitenaufnahmen die Dichte der Grünflächen in der jeweiligen Wohngegend der Kinder ermittelt. Außerdem erfassten sie für jedes Gebiet die Einwohnerdichte. Anschließend verglichen sie den vor Beginn der Studie gemessenen BMI mit dem zwei Jahre später, um zu sehen, ob er sich in Abhängigkeit von der Dichte der umgebenden

Grünflächen (*neighbourhood greenness*) und der Einwohner-dichte nach oben oder unten verändert hatte.

Wie sich herausstellte, hatte die Einwohnerdichte kei-nen Einfluss auf den Body-Mass-Index der Kinder. Aller-dings war ein signifikant umgekehrtes Verhältnis zwischen BMI und den umgebenden Grünflächen zu beobachten. Je weniger Grünflächen sich in der unmittelbaren Nähe der Kinder befanden, umso höher fiel deren BMI aus. Je mehr Grün, umso schlanker waren sie.

Fazit

Ob Kinder zu dick werden, hängt auch davon ab, ob es in ihrer unmittelbaren Umgebung Grünflächen gibt, denn diese wirken dieser Gefahr anscheinend entgegen. Grün-anlagen bieten Kindern die Gelegenheit sich zu bewegen, dadurch verbrauchen sie mehr Energie und nehmen nicht an Gewicht zu. Gewiss, Grund und Boden sind teuer, doch anstatt Freiflächen zu betonieren und als Parkplätze zu nutzen, sollte man diese lieber unter die Erde verlegen und stattdessen Grünanlagen schaffen. Die Aussichten, dass übergewichtige Kinder als Erwachsene ein normales Gewicht haben werden, sind nämlich sehr gering, und das bedeutet, dass diese Kinder auch ein erhöhtes Risiko haben, später einmal an Herz-Kreislauf-Erkrankungen, Diabetes und Störungen des Muskel-Knochen-Apparates zu leiden, ganz zu schweigen von den psychischen Begleiterscheinun-gen des Übergewichts (geringes Selbstwertgefühl, Selbstab-wertung usw.).

9   Gesundheit und grüne Umgebung

Wie wir gesehen haben, wirken sich Pflanzen oder ein Blick in die Natur, also auf Bäume oder Grün, positiv auf die Genesung von Patienten nach einer Operation aus und beeinflussen auch das menschliche Immunsystem. Man kann daher vermuten, dass eine natürliche Umgebung ebenfalls dazu beitragen kann, das Auftreten und die Häufigkeit von Krankheiten (man spricht von der Morbidität) zu senken.

Maas et al. (2009) haben in ihrer Studie eine Population von 400.000 Personen in Holland analysiert, zu deren Krankenakten sie Zugang hatten. Den Forschern war bekannt, aufgrund welcher Erkrankungen diese Personen einen Arzt aufgesucht hatten oder behandelt wurden. Mithilfe eines Rasterpapiers (ein Transparentpapier mit Gittermuster, das auf die jeweiligen Bezirke von Landkarten gelegt wird) bestimmten die Wissenschaftler, wie hoch der Anteil an Grünflächen in einem bestimmten Umkreis der Wohnungen dieser Personen war. Dadurch konnten sie herausfinden, unter welchen Krankheiten die Menschen vorwiegend litten, deren nähere Umgebung zu zehn Prozent bzw. zu 90 % aus Grünflächen bestand. Aus Tab. 1.4 geht hervor, wie viele von 1000 Personen in diesen beiden unterschiedlichen Wohngebietstypen unter bestimmten Krankheiten litten.

Je nach Grünanteil in der Wohnumgebung der Menschen waren also bei bestimmten Krankheiten starke Unterschiede festzustellen. Natürlich könnte dies auch auf Unterschiede in den Populationen zurückzuführen sein, doch diese Variationen waren auch nach einer Kontrolle des sozioökonomischen Status der Personen zu beobachten.

Tab. 1.4   Krankheitshäufigkeit auf 1000 Personen

	10 % Grün-flächen	90 % Grün-flächen
Herz-Kreislauf-Erkrankungen		
Bluthochdruck	23,8	22,4
Herzmuskelerkrankungen	4,7	4,0
Koronare Herzkrankheit	1,9	1,5
Schlaganfall	0,9	0,8
Muskel-und Knochenapparat		
Rücken/Nackenschmerzen	125	106
Starke Rückenschmerzen	99,2	65,8
Starke Nacken- und Schulterschmerzen	75,6	63,3
Starke Schmerzen an Ellenbogen, Handgelenken, Händen	23,0	19,3
Osteoarthritis	21,8	21,3
Arthritis	6,7	6,2
Psychische Störungen		
Depression	32	24
Angstzustände	26	18
Probleme des Atemapparats		
Infektion der oberen Luftwege	84	68
Bronchitis/Lungenentzündung	16	14,7
Asthma/obstruktive chronische Bronchitis	26	20
Neurologische Störungen		
Migräne/starker Kopfschmerz	40	34
Schwindel	8,3	6,6

Tab. 1.4   (Fortsetzung)

	10 % Grün-flächen	90 % Grün-flächen
Probleme des Verdauungsapparats		
Starke Verdauungsstörungen	14,9	12,3
Magen-Darm-Infektionen	6,5	5,1
Verschiedene Beschwerden		
Ungeklärte Ursache	237	197
Chronisches Ekzem	5,5	4,9
Harnwegsinfektionen	23,2	19,4
Diabetes	10	8
Krebs	4,9	4,4

Fazit

Offenbar lässt sich mit der Einnahme von Vitamin G auch dem Auftreten bestimmter Krankheiten vorbeugen. Wahrscheinlich ist es das Zusammenwirken von psychologischen, physiologischen und sozialen Vorteilen einer natürlichen Umgebung, das sich positiv auf die Gesundheit der Menschen auswirkt.

10   Pflanzen gegen Stress

Pflanzen können sich wohltuend auf unseren Körper auswirken, und das nicht nur, weil sie Teil unserer Nahrung sind. Die Forschung zeigt nämlich, dass allein schon das Vorhandensein von Pflanzen in einem Raum verschiedene

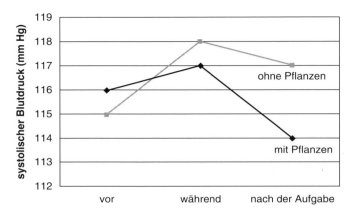

Abb. 1.3   Systolischer Blutdruck mit und ohne Pflanzen

physiologische Variablen beeinflussen kann, etwa den arteriellen Blutdruck, den Herzrhythmus und die Hormonproduktion.

In ihrer Untersuchung ließen Lohr et al. (1996) Studenten eine Aufgabe ausführen, die erfahrungsgemäß Stress auslöst. Sobald eine bestimmte Figur auf einem Bildschirm erschien, sollten die Probanden diejenige von drei Tasten einer Tastatur drücken, auf der das betreffende Symbol abgebildet war. Man hatte den Versuchspersonen aber ausdrücklich gesagt, sie sollten so schnell wie möglich reagieren, weil die Reaktionsgeschwindigkeit der wichtigste Parameter sei. Im Versuchsraum standen entweder mindestens 15 Zimmerpflanzen, und zwar auf dem Schreibtisch (20 bis 30 Zentimeter hoch) und auf dem Boden (bis zu einer Höhe von 2,25 m), im Kontrollraum dagegen keine einzige. Vor und nach dem Versuch wurde bei allen Probanden der arterielle Blutdruck gemessen (siehe Abb. 1.3).

Zu Beginn des Versuchs war der systolische Blutdruck bei beiden Gruppen ungefähr gleich hoch, stieg jedoch während der Aufgabe unterschiedlich rasch an (mit dieser Aufgabe sollte ja Stress ausgelöst werden).

Allein das Vorhandensein von Pflanzen im Raum wirkte sich, wie man sieht, positiv auf den von den Probanden empfundenen Stress aus, obwohl der Test nicht lange dauerte. Dieses Ergebnis wurde durch andere Arbeiten bestätigt, die über einen längeren Zeitraum und in natürlicher Umgebung durchgeführt wurden. So beobachteten beispielsweise Park und Mattson (2008), dass bei Patienten nach einer Blinddarmoperation sowohl der systolische Blutdruck als auch der Herzrhythmus niedriger waren, wenn in ihrem Zimmer Blumen und Grünpflanzen standen. Diese Wirkung hielt von der Einlieferung ins Krankenhaus bis zum Tag der Entlassung an.

Fazit

Bekanntlich ist der Verzehr von Obst und Gemüse gut für die Arterien, doch offenbar haben Pflanzen die gleiche Wirkung. Und wenn Sie diese auch noch in Ihrem eigenen Garten ziehen, sind das die besten Voraussetzungen dafür, hundert Jahre alt zu werden. Am erstaunlichsten an diesen Studien ist, dass diese Wirkung sehr rasch eintrat und lange anhielt. Man darf also wohl davon ausgehen, dass Pflanzen darauf Einfluss nehmen, wie der Mensch seine Umwelt wahrnimmt. In einer natürlichen Umgebung fühlen wir uns demnach am wohlsten und kommen am besten zur Ruhe. Kein Wunder, dass auch unser Körper positiv reagiert.

11   Schmerzstillende Geräusche

Wir haben wiederholt gesehen, dass der Anblick von Pflanzen innerhalb und außerhalb von Krankenzimmern oder von Räumen ganz allgemein das Schmerzempfinden dämpft und die Menge der eingenommenen Schmerzmittel reduziert. Aus vielerlei Gründen ist es jedoch nicht immer möglich, eine solche Umgebung zu schaffen. Das gilt vor allem für Behandlungszimmer oder Operationssäle, in denen aus Hygienegründen strenge Vorschriften herrschen. Es ließen sich aber dennoch nützliche Mittel und Wege finden, um das Gefühl von Natur zu erwecken, denn davon könnte ein Patient profitieren.

Diette et al. (2003) haben eine Untersuchung an Patienten durchgeführt, die sich einer Bronchoskopie unterziehen mussten (eine endoskopische Untersuchung der Bronchien). Dieses Verfahren ist mit großem Stress verbunden und äußerst schmerzhaft. Einige der Patienten wurden auf übliche Art behandelt, anderen wurde angeboten, während der Prozedur auf ein Landschaftsbild zu schauen (eine Berglandschaft mit saftigen Blumenwiesen und einem dahinfließenden lieblichen Fluss) und dabei über Kopfhörer Naturgeräusche wie das Plätschern von Wasser und Vogelgezwitscher zu hören. Nach überstandener Untersuchung sollten alle Patienten beurteilen, wie schmerzhaft sie das Prozedere empfunden hatten und wie stark ihre Angst gewesen war. Es wurde auch danach gefragt, wie gut die Patienten während des Eingriffs atmen konnten und ob sie bereit wären, eine solche Untersuchung noch einmal über sich ergehen zu lassen.

Es stellte sich heraus, dass die Patienten weniger gelitten hatten und besser atmen konnten, wenn sie während des Eingriffs auf die Landschaft blickten und Naturgeräusche hörten. Diese Patienten zeigten sich auch eher bereit, die Untersuchung noch einmal wiederholen zu lassen, und sie beurteilten die Studie, an der sie teilgenommen hatten, positiv.

Fazit

Selbst unter Bedingungen, in denen es schwer ist, natürliche Elemente in die Umgebung des Patienten einzubringen, lässt sich doch mit Erfolg auf Verfahren zurückgreifen, die eine natürliche Atmosphäre vorspiegeln. Selbst von einer recht virtuellen Natur geht eine positive Wirkung aus. Die Forscher erklären sich diesen Effekt damit, dass es möglicherweise zu physiologischen Veränderungen bei der Produktion von Botenstoffen im Gehirn kommt, die bei der Schmerzwahrnehmung und -kontrolle eine Rolle spielen. Es wäre also ratsam, selbst dort, wo die echte Natur nicht erwünscht ist, sie virtuell einzubringen, denn auch dies hat eine positive Wirkung.

2
Die Vorteile von Gartenarbeit

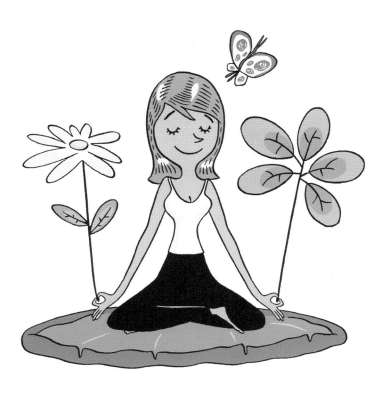

Inhaltsübersicht

12   Körperliche Betätigung

Die Nähe zu Natur und Pflanzenwelt tut dem Menschen gut, aber sein Wohlbefinden kann noch gesteigert werden, wenn er selbst etwas zum Gedeihen der Pflanzen beiträgt. Es ist wissenschaftlich erwiesen, dass Gartenarbeit keineswegs unterschätzt werden darf und dass die Pflege von Pflanzen und Blumen unsere Befindlichkeit allgemein verbessern kann.

In mehreren Studien wurde untersucht, ob sich Gartenarbeit positiv auf das körperliche und seelische Befinden von Menschen auswirkt. Das Hauptinteresse galt dabei Menschen, die sich zum ersten Mal gärtnerisch betätigten. Es zeigte sich, dass mit einer solchen Beschäftigung viele Vorteile einhergehen. So hat etwa Reynolds (1999) beobachtet, dass die Arbeit im Garten bereits nach sechs Monaten zu einer Kräftigung der Handmuskulatur führte, außerdem erholten sich die Versuchspersonen nachhaltiger und ihre Herzleistung verbesserte sich. Reynolds (2002) konnte auch zeigen, dass sich die seelische Gesundheit seiner Probanden nach drei Monaten Gartenarbeit verbesserte und ihre Depressionswerte sanken.

In jüngerer Zeit haben Park, Shoemaker und Haub (2008) eine Untersuchung an Personen im Alter von 63 bis 86 Jahren durchgeführt. Dazu statteten sie ihre Versuchspersonen mit einem telemetrischen Gerät aus, das ihre Herztätigkeit während der Gartenarbeit maß. Anschließend unterzogen sich die Probanden einem Belastungstest im Labor. Außerdem füllten diese einen Fragebogen zu ihrem physischen und psychischen Befinden aus.

Es zeigte sich, dass die körperliche Verfassung der Probanden genau der entsprach, die zu erwarten gewesen wäre, wenn man ihnen bzw. Personen ihrer Altersgruppe empfohlen hätte, Sport zu treiben. Rät der Arzt also zu körperlicher Betätigung stellt Gartenarbeit eine gute Alternative dar. Außerdem konnte nachgewiesen werden, dass die Teilnehmer dieser Versuchsgruppe durchschnittlich bessere geistige Fähigkeiten aufwiesen als die einer Vergleichsgruppe, die keine Gartenarbeit geleistet hatte.

Die Arbeit im Garten wirkt sich also offenbar positiv auf das körperliche und seelische Befinden aus. Aus anderen Untersuchungen von Park, Shoemaker und Haub (2009) ging hervor, dass die Knochendichte und die Kraft in den Händen deutlich zunahmen, wenn sich die Probanden gärtnerisch betätigten. Das wäre für ältere Menschen von Vorteil, denn bekanntlich ist die Abnahme der Knochendichte einer der Faktoren, die einem Oberschenkelhalsbruch Vorschub leisten, einem Unfall, der bei alten Menschen häufig vorkommt. Auch Lemaitre und Siscovick (1999) haben gezeigt, dass zu den zahlreichen als mäßig eingestuften körperlichen Aktivitäten, die entscheidend dazu beitragen können, einem Herzinfarkt vorzubeugen, nicht nur das Spazierengehen gehört, sondern auch mindestens eine Stunde Gartenarbeit in der Woche.

Fazit

Gartenarbeit wäre also eine ideale Form, den Empfehlungen des Arztes Folge zu leisten. Deshalb sollte man die Einrichtung von Gemeinschaftsgärten, wie es sie bereits in immer mehr Kommunen gibt, weiter fördern und als Zukunftsmodell unterstützen. Die herkömmlichen sportlichen Aktivitäten erfordern den gleichen Aufwand und den gleichen körperlichen Einsatz, sind aber für ältere Menschen nicht immer möglich und entsprechen häufig nicht ihren Wünschen und Vorstellungen. Gartenarbeit böte deshalb eine Alternative dazu. Zu ihrer Förderung sollten Vereine gegründet werden, in denen ältere Menschen entsprechende Anleitungen erhalten und mit den richtigen Geräten diejenigen Arbeiten verrichten könnten, die ihren Fähigkeiten entsprechen.

13   Wissen will gepflegt werden

Wie wir gesehen haben, wirkten sich eine grüne Umgebung oder auch nur das Vorhandensein von Pflanzen im Klassenzimmer positiv auf das Wissen und manche kognitive Fähigkeiten von Kindern aus. Deshalb stellten sich einige Forscher die Frage, ob es die schulischen Leistungen von Kindern steigern könnte, wenn man sie zur Gartenarbeit anleitete. Die Betätigung im Garten wäre nämlich eine Veranschaulichung dessen, was die Schüler im Naturkundeunterricht lernen. Der Samen wird in die Erde gebracht, die Pflanzen sprießen, wachsen heran, tragen Fürchte, die wiederum Samen hervorbringen, und am Ende des Entwicklungszyklus stirbt die Pflanze ab. Dieser Kreislauf veranschaulicht auf vollkommene Weise den Zyklus des Lebens, und die Gartenarbeit könnte dazu beitragen, das Wissen der Kinder auf sehr konkrete und sichtbare Weise zu verbessern.

Tab. 2.1 Durchschnittliche Testergebnisse

	Gartenarbeit	Herkömmlicher Unterricht
Jungen	52,26 Punkte	44,79 Punkte
Mädchen	54,06 Punkte	49,75 Punkte
Mittelwert	53,07 Punkte	47,41 Punkte

An einer Studie von Klemmer, Waliczek und Zajicek (2005) waren Kinder im Alter von acht bis elf Jahren aus mehreren Klassen verschiedener Grundschulen beteiligt. Es war darauf geachtet worden, dass nur Schulen mit vergleichbarer Schülerschaft ausgewählt wurden. In einigen Schulen wurden die Schüler im Naturkundeunterricht auf herkömmliche Weise über die Pflanzen und ihren Lebenszyklus informiert. In anderen dagegen fand der Unterricht nur zum Teil im Klassenzimmer statt. Die Kinder arbeiteten zusätzlich ganz praktisch im Schulgarten und wurden dabei angeleitet (zu säen, zu pflanzen, das Wachstum zu beobachten, Unkraut zu jäten und die Pflanzen zu gießen usw.). Nach Abschluss der vorgesehenen Lerneinheit wurde der Kenntnisstand der Kinder mithilfe eines Multiple-Choice-Tests abgefragt. Dieser Test umfasste 40 einfache Fragen, bei deren Beantwortung 0 bis 100 Punkte zu erreichen waren. Die Ergebnisse der Gruppen wurden getrennt nach Jungen und Mädchen miteinander verglichen (siehe Tab. 2.1).

Statistisch gesehen erreichten die Kinder, die im Schulgarten gearbeitet hatten, bessere Werte, und zwar sowohl die Jungen als auch die Mädchen.

Die schulischen Leistungen der Kinder im Naturkundeunterricht verbesserten sich also, wenn sie das Wirken der

Natur durch ihre eigene Arbeit selbst miterleben durften. Diese Ergebnisse wurden durch eine Untersuchung von Smith und Motsenbocker (2005) bestätigt, die allerdings etwas anders vorgingen.

Die beiden Forscher untersuchten die Leistungsbeurteilungen von Kindern, die im Schulgarten gearbeitet hatten oder nicht. Es zeigte sich, dass die Schüler, die zwei Stunden wöchentlich im Garten gearbeitet hatten, eine Leistungssteigerung von durchschnittlich vier Punkten verzeichneten, wohingegen die Leistungen der Kontrollgruppe nur um einen Punkt anstiegen. Das bedeutet also, dass sich mit dieser Art der praktischen Betätigung eine Leistungsverbesserung der Kinder erreichen lässt, selbst dann, wenn Gartenarbeit nur selten auf dem Stundenplan steht.

Fazit

Es erweist sich also als vorteilhaft für die Kinder, wenn sie mit eigenen Händen in der Erde arbeiten können. Wenn sie durch den Akt des Pflanzens selbst Leben schaffen, an der Entwicklung der Pflanzen beobachten, wie Leben entsteht, so hilft ihnen das, manche Vorgänge besser zu verstehen, die man ihnen in der Schule beibringen will. Es gibt also keinen Grund, weshalb man in Schulen auf Gärten verzichten sollte. Außerdem sind Umfragen zufolge auch die Eltern sehr daran interessiert, dass derartige Tätigkeiten in den schulischen Alltag ihrer Kinder integriert werden. Hinzu kommt, dass es sich dabei um eine Arbeit im Freien handelt. Es wäre also wirklich bedauerlich, wenn man all diese Vorteile nicht nutzte!

14 Esskultur

Die Kinder in unseren Industrieländern werden immer dicker, und die Gründe dafür sind in erster Linie schlechte Ernährungsgewohnheiten, zu langes Sitzen und damit einhergehend mangelnde Bewegung. Es ist nicht einfach, Kinder davon zu überzeugen, Obst und Gemüse zu essen, wenn die Werbung der Lebensmittelindustrie ständig eine ganze Palette fetthaltiger und süßer Produkte anpreist. Eine Lösung für dieses Problem könnte es sein, die Kinder in Schulgärten an Gartenarbeit heranzuführen, denn dadurch wird anscheinend ihre Einstellung zu Obst und Gemüse positiv beeinflusst, und mit der Zeit essen sie dann auch mehr davon.

> In einer Studie von McAleese und Rankin (2007) wurden elfjährige Kinder zwölf Wochen lang in Ernährungskunde unterrichtet. Eine Gruppe erhielt als Ergänzung zum theoretischen Unterricht noch ganz praktische Unterweisungen in Gartenarbeit. Zu Vergleichszwecken wurde eine Kontrollgruppe untersucht, die weder gärtnerisch tätig war noch Unterricht in Ernährungskunde erhielt. Vor und nach den zwölf Wochen bot man den Kindern Obst und Gemüse an, und sie durften nach Belieben zugreifen. Anhand der jeweils verzehrten Menge wurde für jedes Kind mithilfe eines Äquivalenzmodells berechnet, wie viel Vitamin A und C sowie Ballaststoffe es zu sich genommen hatte. Anschließend wurden die Werte vor und nach der Unterrichtsphase miteinander verglichen (siehe Tab. 2.2). Positive Werte bedeuteten einen erhöhten Konsum von Obst und Gemüse, negative wiesen darauf hin, dass die Kinder weniger davon verzehrt hatten.

Tab. 2.2 Durchschnittlicher Verzehr vor und nach der Unterrichtsphase

	Kontrollgruppe	Unterricht	Unterricht + Gartenarbeit
Obst (Anzahl der Portionen)	− 0,1	+ 0,2	+ 1,1
Gemüse (Anzahl der Portionen)	− 0,3	− 0,1	+ 1,4
Vitamin A (μg)	− 72	− 60	+ 182
Vitamin C (mg)	− 7	+ 12	+ 85
Ballaststoffe (g)	− 3	− 0,7	+ 2,8

Nur in der Gruppe, die in der Zwischenzeit Unterricht erhalten hatte und zusätzlich im Garten arbeiten durfte, war eine Zunahme des Obst- und Gemüsekonsums zu beobachten, Der Unterricht allein erzielte offensichtlich keine nennenswerte Wirkung. Der vermehrte Verzehr von Obst und Gemüse war eindeutig auf die Arbeit im Garten zurückzuführen.

Die Kinder in dieser Studie verzehrten größere Mengen an Obst und Gemüse und nahmen damit auch ganz klar mehr Vitamin A und C sowie Ballaststoffe zu sich.

Diese Wirkung wurde in mehreren anderen Arbeiten bestätigt, die ebenfalls ergaben, dass Präventionsprogramme allein wenig ausrichten können.

Morris und Zidenberg-Cherr (2002) beispielsweise haben gezeigt, dass Kinder mehr Karotten, Brokkoli und Zucchini aßen, nachdem sie an einem 17-wöchigen Ernährungskundenunterricht in Verbindung mit Gartenarbeit teilgenommen hatten. Die Forscher stellten ebenfalls fest, dass diese

Wirkung auch noch nach sechs Monaten anhielt, obwohl Unterricht und Gartenarbeit beendet waren.

Wurde im Rahmen von Vereinen (zum Beispiel im Verein der Naturfreunde oder in Gartenbauvereinen usw.) gärtnerisch gearbeitet, war ebenfalls ein erhöhter Konsum an Obst und Gemüse festzustellen (Lautenschlager und Smith, 2007). Während der Teilnahme an diesen Gartenprogrammen stieg nicht nur der Verzehr von Obst und Gemüse, diese Lebensmittel wurden auch positiver beurteilt (Lineberger und Zajicek, 2000). Aus anderen Arbeiten ging hervor, dass die positiven Auswirkungen von aktiver Gartenarbeit bei den Kindern über einen sehr langen Zeitraum anhielten.

Lohr und Pearson-Mims (2005) haben Erwachsene, die in der Stadt lebten, befragt, wie wichtig für sie Bäume und Grünflächen waren. Der Fragebogen enthielt auch Angaben darüber, ob der Befragte in seiner Kindheit Gelegenheit hatte, im Garten mitzuarbeiten, oder ob es bei ihm zu Hause oder in der näheren Umgebung Grünräume gegeben hatte. Es zeigte sich ein starker Zusammenhang zwischen der Intensität der als Kind erlebten Arbeit im Garten und der Bedeutung, die Pflanzen und Bäume für den Erwachsenen besaßen: Diejenigen, die in ihrer Kindheit mit der Pflanzenwelt zu tun hatten, hielten Pflanzen und Bäume in unserer Umwelt für äußerst wichtig, wohingegen jene, die als Kinder am wenigsten mit der Natur in Berührung gekommen waren, diesem Thema nur geringe Bedeutung beimaßen. Nach Ansicht der beiden Wissenschaftler belegen diese Ergebnisse, dass der Kontakt zur Natur und eigene gärtnerische Betätigung für Kinder sehr wichtig sind.

Auf diese Weise ließe sich schon bei Kindern das Bewusstsein dafür wecken, wie wichtig die Bewahrung der Natur, der Artenvielfalt und naturbelassener Räume ist. Aus diesen Kindern werden einmal Erwachsene – sie könnten so möglicherweise bereits an ein ökologisches Denken herangeführt werden.

Fazit

Wieder hat sich gezeigt, wie wichtig es ist, Kinder in der Schule an die Arbeit im Garten heranzuführen. Für die Gesundheit ist das ganz eindeutig von Vorteil, denn durch die Gartenarbeit und den damit verbundenen Kontakt mit Obst und Gemüse verändert sich wahrscheinlich die Einstellung der Kinder zu diesen Lebensmitteln, und das wiederum führt dazu, dass sie diesen Produkten und Pflanzen im Allgemeinen mehr Wertschätzung entgegenbringen. Außerdem hat sich herausgestellt, dass diese Wirkung von Dauer ist und die Einstellung im Erwachsenenalter prägt. Folglich wäre es eine nachhaltige Vorsorgemaßnahme im Interesse der Umwelt und der Ernährung, Gartenarbeit in den Lehrplan der Schulen aufzunehmen.

15 Gartentherapie

Die Bevölkerung wird immer älter, und das bedeutet, dass heute immer mehr Menschen von degenerativen Erkrankungen des Nervensystems betroffen sind (Altersdemenz, Parkinson, Alzheimer usw.). Um die Auswirkungen dieser Erkrankungen hinauszuzögern, versucht man, die Kranken nicht nur medikamentös zu behandeln, sondern sie parallel dazu auch physisch und psychisch zu stimulieren. Angesichts der Ergebnisse der nachfolgend geschilderten Studie scheint Gartenarbeit eine Beschäftigung zu sein, die positive Wirkungen zeigt.

Jarrott, Kwack und Relf (2002) haben an einer Gruppe von Patienten im Alter von 79 Jahren, die erwiesenermaßen unter Altersdemenz litten, untersucht, wie sich die Teilnahme an kurzen Gartenkursen im Vergleich zu anderen Beschäftigungen (Malen, Töpfern usw.) auswirkte. Zu den gärtnerischen Aufgaben gehörten das Pflanzen von Blumen, Obstbäumen und Gemüse sowie die Ernte. Jeder Kurs dauerte 30–40 min, fand im Freien statt und wurde innerhalb eines Zeitraums von zehn Wochen dreimal wiederholt. Man beobachtete, wie sich die Patienten während der Arbeit im Garten und bei den anderen Beschäftigungen verhielten. Registriert wurde, ob sie bestimmte Verhaltensweisen zeigten oder nicht. Dabei unterschied man so genannte produktive Verhaltensweisen wie Singen, Essen, Lesen usw. Natürlich wurde erfasst, wie engagiert sich die Patienten bei der Gartenarbeit zeigten, doch man hielt auch fest, wie häufig sie während dieser Versuchsphasen ein produktives Verhalten zeigten und verglich das mit den anderen Beschäftigungsformen. Zeigte man den Patienten beispielsweise, wie man eine Blume einpflanzt, so beobachtete man, ob sie diese Tätigkeit anschließend selbst ausführten und wie oft sie den Vorgang wiederholten. Wurde eine Person im Bastelkurs angeleitet etwas auszuschneiden, verfolgte man, ob sie dies tat und wie oft. Man registrierte sowohl eine sozial produktive Verhaltensweise wie das Gespräch mit anderen als auch ein nicht produktives oder nicht soziales Verhalten (Erschöpfung, abseits Stehen,

Einschlafen usw.). Und schließlich wurden Gefühlsäußerungen kodiert und auf einer Skala von $+5$ (Zeichen der
Freude, Interesse an einer Tätigkeit) bis -5 (Weinen, Ver-
zweiflung, Wut usw.) eingetragen.

Es stellte sich heraus, dass die Patienten während des
Gartenlehrganges häufiger produktive Verhaltensweisen
zeigten als bei den anderen Beschäftigungen. Das beweist,
dass diese Art von Tätigkeit die Patienten anregte und ihr
Interesse weckte. Außerdem war zu beobachten, dass diese
Produktivität am Ende der Versuchsphase (in der letzten
Kursstunde) höher ausfiel als zu Beginn (erste Stunde). Die
nicht produktiven Verhaltensweisen dagegen nahmen während des Kurses ab. Hinsichtlich der Gefühlsäußerungen
war jedoch bei den verschiedenen Beschäftigungen kein
Unterschied festzustellen.

Die Arbeit im Garten scheint die Patienten also dazu an-
zuregen, aktiv zu werden, und lässt sie dabei seltener nicht
produktive Verhaltensweisen zeigen. Diese gesteigerte
Aktivität ist nach Ansicht der Forscher auf verschiedene
Faktoren zurückzuführen. So weckt die Gartenarbeit beispielsweise Erinnerungen an frühere Tätigkeiten, geht mit
körperlicher Anstrengung einher und stimuliert gleichzeitig
auch die Sinne.

Aus zahlreichen Untersuchungen geht hervor, dass sich
solche Gärtnerei- oder Gartenbaukurse positiv auswirken.
Das ist anhand vieler Verhaltensweisen zu beobachten.
Mooney und Nicell (1992) haben beispielsweise festgestellt, dass Gärten und die damit verbundene Beschäftigung
in Heimen für Alzheimer-Patienten dazu beitragen, die
Häufigkeit von Gewaltausbrüchen zu senken, wie sie bei
diesen Patienten mit fortschreitender Krankheit vorkom-

men. Außerdem weiß man heute, dass die Arbeit im Garten bei dieser Art von Erkrankung nicht nur eine anregende und anspornende Funktion hat, sondern auch vorbeugend wirkt. In ihrer Studie berichten Fabrigoule et al. (1995), dass Gartenarbeit tatsächlich eine Beschäftigung ist, die der Entwicklung von Altersdemenz vorbeugt.

Fazit

Die Arbeit im Garten ist also auch für Menschen in hohem Alter von Vorteil, deren physische, soziale und kognitive Fähigkeiten deutlich nachlassen. Von den vielen Beschäftigungsmöglichkeiten, die alten Menschen in dieser Situation angeboten werden können, erweisen sich offensichtlich die Pflege der Pflanzen, die Arbeit und der Aufenthalt im Garten als äußerst anregend. Diese Tätigkeiten wecken Gefühle, stimulieren die Sinne und verbinden eine leichte körperliche Anstrengung mit gezielter Tätigkeit. Außerdem ruft die Situation an sich häufig positive Erinnerungen wach. All das sind genügend Vorteile, die dafür sprechen, in Altenheimen oder in deren näherer Umgebung ausreichend große Gärten anzulegen und den Bewohnern eine solche Beschäftigung zu ermöglichen.

16   Gefängnismauerblümchen

In einem der vorangegangenen Abschnitte haben wir gesehen, dass es sich positiv auf die Gesundheit von Gefängnisinsassen auswirkte, wenn sie von ihren Zellen aus in die Natur blicken konnten. Anderen Untersuchungen zufolge haben auch manuelle Arbeiten wie das Setzen und die Pflege von Pflanzen einen positiven Effekt. Das hat sich insbesondere bei Rückfall- und Suchtpräventionsprogrammen gezeigt.

Im Rahmen einer Präventionsmaßnahme, durch die Jugendliche davor bewahrt werden sollten, straffällig zu werden (Flagler, 1995), wurden junge Leute im Alter von 15 bis 18 Jahren im Gartenbau und im Umgang mit Pflanzen geschult. Der Kurs fand in einem Gymnasium statt, das die meisten dieser Jugendlichen noch nie betreten hatten, und beinhaltete ganz konventionelle Unterrichtsstunden, aber auch das praktische Arbeiten im Garten (Säen, Pflanzen, Pflege des Bodens und der Pflanzen, Unkraut Jäten, Schädlingsbekämpfung, Ernten usw.). Außerdem wurden ihnen Kenntnisse über die Natur (Bestimmung von Pflanzenarten, Diagnose von Krankheiten usw.) sowie über deren Aufwertung (Anlage von Grünflächen, Blumenbeeten usw.) vermittelt. Ein Jahr nach Beendigung des Programms fragte man die Jugendlichen, ob sie von dem Kurs profitiert hätten und was sich dadurch in ihrem Leben verändert habe.

Die Teilnahme an diesem Programm hatte, wie sich herausstellte, positive Auswirkungen, und die Einstellung der jungen Leute zu Pflanzen hatte sich verändert. Viele der Jugendlichen erklärten, dass sie seit diesem Unterricht keinen Spaß mehr daran hätten, Pflanzen zu zerstören oder Grünflächen zu verschmutzen, so wie sie es früher häufig getan hatten. Sie gaben auch an, dass ihnen durch den Unterricht bewusst geworden sei, wie wichtig die natürliche Umwelt für den Menschen und sein Wohlbefinden ist. Das war ihnen zuvor gar nicht klar gewesen. Die Jugendlichen meinten auch, dieser Unterricht und die aktive Arbeit hätten ihr Bild von Schule und Lernen verändert und ihnen verdeutlicht, welch wichtige Rolle die Gemeinschaft im Leben jedes Einzelnen spielt.

Die Teilnahme an diesem Programm hat bei den Jugendlichen also offensichtlich eine Veränderung in der Wahrnehmung ihrer Umwelt bewirkt. Auch bei Gefängnisinsassen sind positive Effekte zu beobachten, wenn sie an Gartenbauprogrammen teilnehmen.

Rice und Stone (1998) haben beispielsweise ein Projekt für Häftlinge durchgeführt, bei dem diese in Gartenarbeit und Gemüseanbau unterrichtet wurden. Dazu gehörten theoretischer Unterricht am Morgen und die praktische Umsetzung, also die Anlage von Blumen- und Gemüsebeeten, am Nachmittag. Vor, während und nach Abschluss des Projekts wurden eine Reihe von Verhaltensparametern (riskantes Verhalten, Äußerung von Feindseligkeit) sowie der seelische Zustand der Häftlinge gemessen. Nach Beendigung des Programms war bei den Teilnehmern eine Verbesserung der verschiedenen Parameter zu verzeichnen. Diese positiven Ergebnisse sind nach Ansicht der Forscher darauf zurückzuführen, dass es sich bei der Arbeit im Garten und bei der Pflege der Pflanzen um sehr konstruktive Tätigkeiten handelte, bei der jeder Einzelne gefordert war.

Die vorbereitenden Arbeiten, das Pflanzen und die Beobachtung des Wachstums und der gesunden Entwicklung einer Pflanze oder Blume gaben den Häftlingen ein Gefühl von Verantwortung und Kontrolle. Nun weiß man aber, dass ein Gefängnisaufenthalt bei den Häftlingen zu einem Verlust von Kontrolle und Verantwortungsbewusstsein führt, was bekanntermaßen Depressionen und Feindseligkeit auslöst.

Die positiven Effekte solcher „Gartentherapien" in Gefängnissen wurden auch durch andere Arbeiten bestätigt. So weiß man etwa, dass durch die Teilnahme an derartigen Programmen auch die Rückfallhäufigkeit abnimmt.

> West (1986) hat nachgewiesen, dass Häftlinge, denen es während der Haftzeit ermöglicht worden war, an Arbeitsprogrammen im Freien teilzunehmen (Bäume schneiden, Gartenarbeit usw.), seltener rückfällig wurden (sechs Prozent erneute Festnahmen in den ersten vier Monaten nach der Entlassung) als andere, die in geschlossenen Räumen gearbeitet hatten (29 % erneute Verhaftungen in den ersten vier Monaten).

Aus weiteren Untersuchungen geht hervor, dass sich diese „Gartentherapie"-Programme auch als eine wertvolle Hilfe bei der Behandlung von Drogenabhängigkeit erweisen. Denn viele Häftlinge sind drogen- oder alkoholabhängig (und häufig ist die Sucht der Grund für ihre Inhaftierung). Richards und Kafami (1999) haben nachgewiesen, dass durch solche Programme die Anfälligkeit für den Konsum von Drogen innerhalb der Gefängnisse gesenkt werden konnte.

Fazit

Sinn des Gefängnisses ist die Bestrafung von rechtswidrigen Handlungen, und durch seine abschreckende Wirkung soll es die Rückfallhäufigkeit und erneute Straffälligkeit verhindern. Doch das Gefängnis sollte auch ein Ort sein, an dem man sich bemüht, den negativen Konsequenzen des Freiheitsentzugs entgegenzuwirken, und wo man sich Gedanken darüber macht, was nach der Entlassung aus den Häftlingen wird. Eine richtige Beschäftigung für die Straffälligen wäre möglicherweise ein gutes Mittel, wobei sich die Gartenarbeit anscheinend als ganz besonders gut geeignet erweist, denn bei ihr ist jeder Einzelne gefordert und für die Ergebnisse seiner Tätigkeit selbst verantwortlich. Im Umgang mit den Pflanzen findet der Häftling zu Kontrolle und Verantwortung zurück, und das wirkt sich offenbar positiv aus. Solche Programme sind natürlich nicht leicht zu verwirklichen und auch nicht billig, aber die Ergebnisse sind so überzeugend, dass es den Versuch lohnt.

3

Der positive Einfluss von Pflanzen und Blumen auf soziale Beziehungen

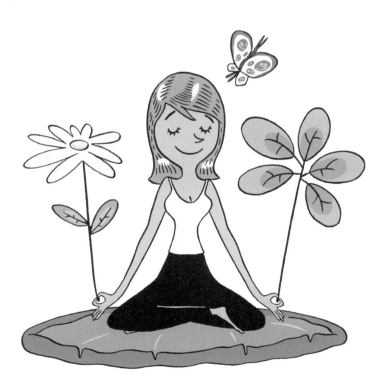

Inhaltsübersicht

17   Sag es mit Blumen!

Nach Ansicht von Jeanette Haviland-Jones von der Rutgers-Universität in den Vereinigten Staaten von Amerika pflegt der Mensch seit alters her eine ganz besondere Beziehung zu Blumen. Denn man weiß, dass der Mensch schon seit über 5.000 Jahren nur zu seiner Freude Blumen züchtet. Heutzutage ist das keineswegs überraschend, denn Blumen schmücken unsere Gärten und Wohnungen. Doch es erstaunt, dass bereits vor 5.000 Jahren, als die meiste Zeit noch darauf verwendet werden musste, das reine Überleben zu sichern, auch schon Energie für die Blumenzucht erübrigt wurde. Nach Meinung der Sozialbiologen ist diese offensichtlich „unnötige Kultivierung" – denn schließlich kann man Blumen ja nicht essen – dadurch zu erklären, dass von Blumen eine emotionale Kraft ausgeht. Bekanntlich dürfen Blumen bei keiner Beerdigung und auf keinem Grab fehlen. Spuren von Blütenpollen, die in den Gräbern aus der Zeit des Neandertalers gefunden wurden, beweisen, dass bereits damals den Verstorbenen Blumen mitgegeben wurden. Deshalb sind die Forscher der Ansicht, dass schon zu Beginn der Menschheitsgeschichte den Blumen aufgrund ihrer unterschiedlichen Formen, Farben und Düfte die Fähigkeit zugeschrieben wurde, Gefühle auszudrücken. Sie wurden gezüchtet, um Freude, Traurigkeit und Liebe zu bekunden oder emotionale Ereignisse im Leben zu begleiten. Studien aus jüngerer Zeit zeigen, dass Blumen außerdem anscheinend tatsächlich in der Lage sind, unmittelbar Gefühle auszulösen.

Haviland-Jones und ihre Mitarbeiter (2005) baten Frauen, an einer Umfrage teilzunehmen. Dazu sollten sie zweimal im Abstand weniger Tage zu einer Befragung einbestellt werden. Als Dank versprach man ihnen ein Präsent, das nach Hause geliefert werde, sagte aber nicht, wann und worum es sich dabei handelte. Einen Tag, nachdem sich die Frauen einverstanden erklärt hatten, wurden sie zum ersten Mal befragt. In dieser ersten Phase wurden ihre primären Emotionen („Ich finde mein Alltagsleben angenehm/unangenehm/mittelmäßig") sowie ihre Zufriedenheit im Leben gemessen („Ich habe das Gefühl, all das verwirklicht zu haben, was mir wichtig ist"). Zehn Tage später erhielten sie zum Dank für ihre Teilnahme ein Paket, das entweder einen Blumenstrauß oder einen Präsentkorb mit Obst und Pralinen enthielt. Die Überbringer, die nicht wussten, was sich in dem jeweiligen Karton befand, sollten den Gesichtsausdruck der Empfängerinnen beurteilen. Zuvor waren sie darin geschult worden, genau zu beobachten, welche Gesichtsmuskeln an der Mimik einer Person beteiligt sind. Vier Tage später wurden die Frauen erneut kontaktiert und sollten ähnliche Skalen ausfüllen wie in der ersten Phase.

Der Gesichtsausdruck bewies, dass sich die Frauen über beide Geschenke gefreut hatten. Das so genannte Duchenne-Lächeln (ein Lächeln, das aufrichtige Freude ausdrückt und sich von anderen Formen des Lächelns dadurch unterscheidet, dass sich ein Muskel unter den Augen zusammenzieht, der *orbicularis oculi*) wurde jedoch häufiger beobachtet, wenn die Frauen Blumen in Empfang nahmen. Die Forscher stellten außerdem fest, dass sich in der zweiten Phase der Befragung die primären Emotionen und die Zufriedenheit im Leben gegenüber der ersten Phase

Tab. 3.1 Anhaltende Autofahrer

	Mann am Steuer (%)	Frau am Steuer (%)
Männlicher Tramper		
Mit Blumen	13,6	10,5
Ohne Blumen	6,8	1,3
Weibliche Tramperin		
Mit Blumen	10,7	8,2
Ohne Blumen	12,3	7,2

verstärkt hatten – allerdings ausschließlich bei den Probandinnen, die einen Blumenstrauß erhalten hatten.

Wie erwartet, löste ein Geschenk eine freudige Reaktion
aus, doch wahre, aufrichtige Freude erzielte man in erster
Linie mit Blumen. Nach Ansicht der Forscher sind Blumen
so sehr mit Gefühlen verbunden, dass sie automatisch eine
bestimmte Mimik hervorrufen.

Von Blumen geht also eine gewisse Wirkung aus, doch
die Art der geweckten Gefühle ist möglicherweise auch ab-
hängig vom jeweiligen Kontext.

Für eine Studie (Guéguen, in Vorbereitung) haben wir
junge Männer und Frauen gebeten, per Anhalter zu fahren
und dabei das eine oder andere Mal einen Blumenstrauß
in der Hand zu halten. Dann wurde registriert, wie häufig männliche oder weibliche Autofahrer anhielten (siehe
Tab. 3.1).

Wie man feststellte, war es nicht der Blumenstrauß allein, der einen Einfluss darauf ausübte, wie häufig Autofahrer anhielten, sondern am besten wirkten die Blumen,
wenn ein Mann sie in der Hand hielt.

Möglicherweise war diese Wirkung darauf zurückzuführen, dass wir mit Blumen in der Hand eines Mannes gewisse romantische Vorstellungen verknüpfen (ein Mann schenkt Blumen aus Liebe, eine Frau eher aus Freundschaft oder weil es der gesellschaftlichen Konvention entspricht). Es kann aber auch sein, dass ein Mann mit Blumenstrauß vertrauenerweckend wirkt und deshalb weniger Befürchtungen weckt. Das würde erklären, warum der Prozentsatz der anhaltenden Autofahrerinnen so stark anstieg. In den Augen der Frauen verleihen Blumen einem Mann etwas Vertrauenswürdiges.

Fazit

Kein Zweifel, Blumen beeinflussen das Verhalten von Männern und Frauen sehr stark. Und diese Wirkung tritt offensichtlich sehr rasch ein, denn den Autofahrern des Tramper-Experiments blieben nur wenige Sekunden für ihre Entscheidung. Das könnte eine Erklärung für die seit alters her bestehende Beziehung zwischen Menschen und Blumen sein. Vielleicht waren Blumen ja schon immer natürliche Bestandteile unserer Vorstellung von Schönheit. Der Mensch unterscheidet sich nämlich von den anderen Lebewesen durch seine Fähigkeit, manche Dinge nur deshalb zu schätzen, weil sie in ihm bestimmte Empfindungen ansprechen und Emotionen auslösen, auch wenn sie für sein Überleben überhaupt keine Rolle spielen. Schon der Anblick von Blumen könnte demnach ausreichen, solche Gefühle wachzurufen, und das wäre eine Erklärung für die beobachteten Verhaltensweisen.

18   Sag es noch einmal mit Blumen!

Blumen bringen wir bekanntlich gern mit Liebe und Romantik in Verbindung, und aus Untersuchungen wissen wir, dass Frauen sich so sehr über einen Blumenstrauß freuen, dass sie sich sogar gegenseitig Blumen schenken. Es wäre deshalb denkbar, dass allein das Vorhandensein von Blumen die Wahrnehmung von Frauen verändern und in ihnen möglicherweise den Wunsch nach einem Rendezvous wecken kann.

> In einer Studie (Guéguen, 2011) wurden junge Frauen in einen Raum geführt, in dem drei Vasen standen. In der Kontrollsituation waren diese Vasen leer, in der Versuchssituation jedoch mit Rosen, Margeriten und Nelken gefüllt. Die jungen Damen sollten sich das Video eines jungen Mannes ansehen, der einen Fragebogen zu seinen Ernährungsgewohnheiten ausfüllte. Nach dem ca. fünfminütigen Film wurden sie gebeten, die physische Attraktivität des jungen Herrn zu beurteilen und zu sagen, wie sexy sie ihn fanden. Außerdem wurden sie gefragt, ob sie gegebenenfalls bereit wären, sich mit ihm zu treffen.
>
> Tabelle 3.2 zeigt, dass der junge Mann als hübscher und sexuell attraktiver beurteilt wurde, wenn in dem Raum, in dem sich die jungen Damen aufhielten, Blumen standen. In diesem Fall waren sie auch eher bereit, sich mit ihm zu treffen, sofern er sie darum bitten sollte.

Möglicherweise verstärken Blumen romantische Gefühle, was dazu geführt haben könnte, dass die jungen Damen den jungen Herrn anders wahrnahmen. Vorstellbar wäre

Tab. 3.2 Durchschnittliche Beurteilung

Beurteilungskriterium	Blumen	Keine Blumen
Physische Attraktivität	4,83	4,39
Sexuelle Attraktivität	4,57	4,13
Bereitschaft zum Rendezvous	5,39	4,56

aber auch, dass Blumen Frauen fröhlich stimmen und sie das Leben „durch eine rosarote Brille" sehen lassen. In diesem Fall hätte sie das dazu gebracht, den jungen Mann positiver zu beurteilen.

Um herauszufinden, ob Blumen wirklich in der Lage sind, romantische Beziehungen zu fördern, wurde eine weitere Untersuchung durchgeführt, bei der man die Reaktion auf einen Flirtversuch sehen wollte.

Jungen Frauen, von denen man wusste, dass sie zu dem Zeitpunkt ungebunden waren, wurde im Labor die gleiche Aufgabe gestellt wie in dem oben geschilderten Experiment. Wieder standen entweder leere oder mit echten Blumen gefüllte Vasen im Raum. Doch diesmal war außer der jeweiligen Probandin noch eine zweite Person anwesend, ein junger Mann ihres Alters, der als sehr attraktiv galt. Es handelte sich bei ihm allerdings um einen eingeweihten Mitarbeiter des Versuchsleiters. Beide wurden nun aufgefordert, sich dasselbe Video wie im vorigen Versuch anzuschauen. Anschließend sollten sie einige Fragen zu der Person beantworten, die sie im Film gesehen hatten. Der Versuchsleiter ließ sie also allein das Video anschauen. Danach kam er wieder in den Raum zurück und teilte ihnen mit, es sei ein Problem beim Ausdrucken der Fragebögen aufgetreten und sie möchten sich bitte noch

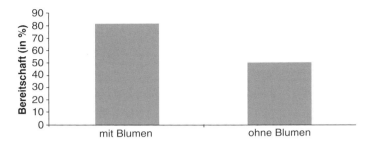

Abb. 3.1 Prozentsatz der jungen Damen, die ihre Telefonnummer weitergaben

ein wenig gedulden. Der junge Mann nutzte nun die gewonnene Zeit, um sich vorzustellen und der jungen Dame zu sagen: „Ich heiße Antoine, und du gefällst mir sehr. Wärest du bereit, mir deine Telefonnummer zu geben? Dann könnte ich dich später anrufen und wir könnten nächste Woche irgendwo etwas zusammen trinken gehen?" Die Reaktionen der jungen Damen wurden festgehalten (siehe Abb. 3.1).

Wie man sieht, waren die jungen Damen eher bereit, ihre Telefonnummer zu verraten, wenn Blumen im Raum standen. Anscheinend verstärkten eine angenehme Umgebung und stark mit Liebe assoziierte Symbole die Bereitschaft der Frauen, sich auf einen Flirt einzulassen.

Diese Ergebnisse wurden übrigens vor Kurzem in einem weiteren Versuch bestätigt, der sich allerdings in der Vorgehensweise unterschied.

Dieses Mal sprach derselbe Mitarbeiter junge Mädchen auf der Straße an. Dabei richtete er es so ein, dass sie gerade an einem Blumenladen, einem Damenschuhgeschäft oder an einer Bäckerei vorbeigegangen waren. In der Nähe des Blumenladens gaben ihm 24 % der jungen Damen ihre Telefonnummer, beim Schuhgeschäft waren es 11,5 % und 15,5 % in der Nähe einer Bäckerei.

Für einen Flirt sind Blumen also definitiv besser geeignet als Torten. Denken Sie daran, wenn Sie sich nicht ganz sicher sind.

Fazit

Wieder hat sich gezeigt, dass Blumen recht seltsame Reaktionen beim Menschen auslösen können. In diesem Fall ist es denkbar, dass die Blumen in den Vasen des Versuchsraums bei den jungen Damen romantische, mit Liebe assoziierte Gefühle und Stimmungen hervorriefen, weil Blumen ja tatsächlich etwas mit Liebe zu tun haben. Waren diese Empfindungen erst einmal aktiviert, wurden die anwesenden jungen Herren positiver wahrgenommen. Der Frühling gilt allgemein als die Jahreszeit der Liebe. Vielleicht sind daran ja auch ein wenig die Blumen schuld. Auf jeden Fall sollten sich die Männer dieser Vorliebe der Frauen bewusst sein und häufiger einmal Blumen schenken.

19   Sie haben einen schönen Rasen, Frau Nachbarin!

Und wenn die Natur nun auch unsere sozialen Beziehungen erleichterte? Die Forschung vermutet nämlich, dass die Ruhe und das Wohlbehagen, das die Natur in uns hervorruft und deren Wirkungen wir ja bereits ausführlich untersucht haben, uns auch empathiefähiger machen und in uns den Wunsch nach Begegnung mit anderen Menschen wecken. Aus wissenschaftlichen Arbeiten geht hervor, dass die Natur anscheinend tatsächlich die Menschen einander näher bringt und sie das, was um sie herum geschieht, aufmerksamer wahrnehmen lässt.

Maas et al. (2009) haben in den Niederlanden über 10.000 Bürger dazu befragt, wie sie ihren Gesundheitszustand und ihre sozialen Beziehungen zu Nachbarn und in der Nähe wohnenden Freunden einschätzten. Hierzu wurde die Anzahl der wöchentlichen Begegnungen mit diesen Personen registriert. Außerdem wurde gemessen, wie stark das Bedürfnis der Befragten nach sozialen Kontakten war. Mithilfe eines Modells zur Berechnung der „Grünflächendichte" wurde festgestellt, wie groß der Anteil an natürlichem Grün (Bäume im Wald) und an angelegten Grünflächen (Privatgärten) in der näheren Umgebung des Wohnortes der Befragten war. Anschließend glich man die Daten unter Berücksichtigung möglicher sozioökonomischer und demografischer Faktoren (Einkommen und Alter) miteinander ab.

Es zeigte sich, dass der Anteil an Grünflächen in der Umgebung positiv mit der Anzahl der sozialen Beziehungen korrelierte. Je grüner die Umgebung eines Menschen war, umso mehr soziale Kontakte pflegte er und umso seltener beklagte er sich über Einsamkeit. Außerdem war festzustellen, dass sich eine grüne Umgebung positiv auf das subjektiv wahrgenommene gesundheitliche Befinden, auf die Zahl der genannten gesundheitlichen Beschwerden und auf die Neigung zu psychischen Erkrankungen auswirkte. Menschen, die in einer grünen Umgebung lebten, berichteten seltener über solche Probleme.

Offenbar pflegen wir bessere Beziehungen zu unseren Nachbarn und leiden seltener unter Einsamkeit und gesundheitlichen Beschwerden, wenn wir in einer grünen Umgebung leben. Diese Ergebnisse, wonach ein Zusammenhang zwischen dem Grünflächenanteil in der näheren Umgebung und den gesellschaftlichen Beziehungen besteht, wurden mehrmals bestätigt. So konnten beispielsweise Kweon, Sullivan und Wiley (1998) zeigen, dass ältere Menschen häufiger soziale Treffpunkte in ihrer Umgebung aufsuchten, sich besser sozial unterstützt fühlten und ein stärkeres Gemeinschaftsgefühl entwickelten, wenn sie in einer grünen Umgebung lebten. Aus anderen Arbeiten ging hervor, dass einige Komponenten des „grünen" Umfeldes auch noch eine ganz eigene Wirkung entfalten. Stehen nämlich Bäume auf öffentlichen Plätzen, so kann man laut Coley, Kuo & Sullivan (1997) davon ausgehen, dass sie mit großer Wahrscheinlichkeit zu einem Treffpunkt für Jung und Alt werden. Die Bäume an sich, ihre Anzahl und ihr Standort laden zu Gruppenbildung ein.

Soziale Beziehungen werden durch eine natürliche Umgebung in so hohem Maß gefördert, dass allein der Anblick von Natur in uns den Wunsch nach Kontakt zu anderen Menschen weckt.

Weinstein, Przybylski und Ryan (2009) haben Studenten Aufnahmen von natürlichen Szenarien (Bäume an einem Seeufer) oder von städtischen Räumen (eine Stadtautobahn) gezeigt. Die Probanden sollten sich vorstellen, sie befänden sich an dem jeweiligen Ort. Vor und nach dem Betrachten der Fotos wurde festgehalten, welche Zukunftswünsche die Versuchspersonen hegten. Es stellte sich heraus, dass die Wünsche derjenigen, die die Naturszenarien angeschaut hatten, eindeutig häufiger auf andere Menschen gerichtet waren (gelungene soziale Beziehungen, ein Leben in der Gemeinschaft), wohingegen die Stadtansichten die Betrachter dazu veranlassten, auf die eigene Person bezogene Wünsche zu äußern (Geld verdienen oder bewundert werden). Ergänzende Studien ergaben, dass sich Probanden, die Naturaufnahmen betrachtet hatten, ganz eindeutig vornahmen, anderen gegenüber großzügiger zu sein. Der gleiche Effekt wurde beobachtet, wenn im Versuchsraum Pflanzen standen.

Grünflächen und Bäume beeinflussen auch unsere Hilfsbereitschaft.

In einem Experiment (Guéguen und Meineri, in Vorbereitung) sollte einer unserer Mitarbeiter auf der Straße an einem anderen Passanten vorbeigehen und dabei, scheinbar ohne es zu bemerken, einen Handschuh fallen lassen. Diese Situation spielte sich entweder ab, kurz bevor die Passanten einen prächtigen Stadtpark betraten, oder unmittelbar nachdem sie den Park wieder verlassen hatten. Am Eingang machten 72 % der Personen unseren Mitarbeiter auf den herunter gefallenen Handschuh aufmerksam, beim Verlassen des Parks waren es 91 %.

Fazit

Pflanzen in Innenräumen und im Freien fördern soziale Beziehungen. Nach Ansicht der Forscher lässt sich diese

Wirkung möglicherweise durch zwei Mechanismen erklären. Zum einen registrieren wir in einer natürlichen Umgebung anscheinend aufmerksamer, was um uns herum geschieht, und das macht uns auch sensibler für die Menschen in unserer Nähe. Andererseits ruft die Natur ein angenehmes Gefühl und positive Empfindungen hervor. Die Forschung hat gezeigt, dass diese Variablen einen starken Einfluss auf unseren Altruismus und unsere sozialen Beziehungen ausüben.

20   Diebe weichen Eichen!

Wie wir gesehen haben, spielen Blumen, Pflanzen oder Grünflächen eine Rolle für unser Sozialverhalten. Anscheinend können aber einige Aspekte der Vegetation auch noch ganz andere, negative Seiten unseres Verhaltens beeinflussen. Viele meinen, dass eine dichte Bepflanzung in der Nähe eines Hauses die Wahrscheinlichkeit erhöht, dass dort eingebrochen wird. Dichtes Grün bietet Deckung und lässt Einbrecher glauben, sie könnten ihr Vorhaben unbemerkt ausführen. Aber wieder einmal zeigen Untersuchungen, dass die Dinge nicht ganz so einfach sind. Bäume in der Stadt besitzen bekanntlich viele Vorteile. Sie bieten Schutz gegen zu große Hitze, Kälte und gegen Wind (auch wenn ein starker Sturm sie gelegentlich entwurzelt und sie dadurch Schaden anrichtet). Für Hausbesitzer bedeuten Bäume eine Wertsteigerung ihres Grundstücks. Doch möglicherweise ist Ihnen noch nicht bekannt, dass Bäume auch einen Einfluss darauf haben, zu welchen Straftaten ihre Häuser einladen.

In einer Studie haben Donovan und Prestemon (2012) mehrere Hundert Verbrechen untersucht, die in freistehenden privaten Einfamilienhäusern mit Garten begangen wurden, und sie nach ihrem Schweregrad kategorisiert (Raub unter Gewaltanwendung, Einbruchsdiebstahl, einfacher Raub, Sachbeschädigung usw.). Außerdem sammelten die Forscher Informationen über das jeweilige Haus (Alter, Fassade, Beschaffenheit des Grundstücks, Marktwert usw.). Erfasst wurden in der Studie ausschließlich Einfamilien- und keine Mehrfamilienhäuser. Schließlich verschafften sich die Wissenschaftler mithilfe von Luftaufnahmen einen Überblick über die Vegetation und ergänzten ihren Eindruck durch eine Besichtigung vor Ort. Auf diese Weise war es möglich, durch Beobachtung und Analysemodelle die Anzahl der Bäume, deren Stammdurchmesser und die Höhe zu berechnen. Die persönliche Begutachtung und weitere von den Behörden zur Verfügung gestellte Informationen vervollständigten die Datensammlung. Dabei wurden zahlreiche Parameter mit berücksichtigt, die einen Einfluss auf Einbrecher haben können (gibt es unmittelbare Nachbarn, um welche Art von Familie handelt es sich, ist eine Straßenbeleuchtung vorhanden, ist das Haus von der Straße aus zu sehen oder wird es durch dichten Pflanzenwuchs verdeckt, ist es von einem Zaun, einer Mauer umgeben, gibt es einen Hund, eine Alarmanlage usw.?).

Zwei Parameter im Zusammenhang mit den Bäumen hatten ganz offensichtlich einen Einfluss auf die begangenen Verbrechen, und das unabhängig von allen anderen Variablen. Der Stammdurchmesser korrelierte positiv mit einer Verringerung der Einbruchshäufigkeit, d. h., je größer und älter die Bäume waren (der Durchmesser des Stammes sagt etwas über das Alter der Bäume aus), umso seltener wurde eingebrochen. Allerdings stieg die Zahl der Delikte, wenn in der Umgebung viele Bäume standen, denn vor allem bei einer großen Zahl an besonders niedrigen Bäumen waren vermehrt Einbrüche zu beobachten.

Wir stellen also fest, dass Bäume das Verhalten von Dieben auf widersprüchliche Weise beeinflussen. Eine große Anzahl an Bäumen bietet dem Einbrecher Schutz und macht es ihm leicht, seine Tat auszuführen, doch gleichzeitig sinkt die Einbruchshäufigkeit, wenn auf einem Grundstück hohe Bäume stehen, obwohl sie mit ihren dicken Stämmen den Blick auf das Anwesen ebenfalls verdecken können. Dieser Widerspruch lässt sich nach Ansicht der Forscher durch zwei Mechanismen erklären. Viele niedrige Bäume verschaffen den Eindruck, besser geschützt zu sein, weil das Blattwerk bis auf den Boden reicht. Bäume mit einem beträchtlichen Stammumfang dagegen, die zwar auch einen gewissen Sichtschutz bieten, lassen das Anwesen wertvoller erscheinen, und das kann den Dieb von seinem Vorhaben abhalten. Denn bei solchen Grundstücken schließt der Einbrecher von den majestätischen Bäumen auf die Qualität des Hauses und vermutet, es sei sehr gut gepflegt, wertvoll und liege seinem Besitzer sehr am Herzen. Und diese Überlegung veranlasst den Dieb zu der Annahme, der Eigentümer habe sicherlich Vorsichtsmaßnahmen getroffen und eine Alarmanlage installiert. Ein Einbruch in ein solches Haus erfordert deshalb mehr Zeit und wäre riskanter. Umgekehrt wird nach der Theorie der zerbrochenen Fensterscheibe häufiger in Häuser eingebrochen, wenn ein Fenster eines Gartenschuppens oder einer Garage kaputt ist. Es erlaubt zwar nicht, in das Haus einzusteigen, erweckt aber bei dem Einbrecher den Eindruck, der Hausbesitzer sei nachlässig, unsorgfältig und kümmere sich wenig um sein Haus. Er habe es deshalb bestimmt auch versäumt, es gegen Einbruch zu sichern.

Ohne besonders auf Bäume einzugehen, haben andere Studien ergeben, dass dieselbe Wirkung auch von einer ansprechend gestalteten Umgebung ausgeht. Kuo und Sullivan (2010) haben beispielsweise gezeigt, dass in Eigentumswohnungen seltener eingebrochen wurde, wenn nicht nur die Wohnung hochwertig war, sondern das Gebäude auch in einer guten, ansprechend gestalteten Wohngegend lag. In diesem Fall vermuteten die Wissenschaftler, dass ein Umfeld mit Bäumen, Büschen, Blumen usw. beweist, dass die Wohnungseigentümer ein Interesse an einer schönen Umgebung haben und es deshalb in ihren Wohnungen an nichts fehlen lassen, auch nicht an Sicherheitsvorkehrungen.

Fazit

Die Gleichung „Vegetation = Sichtschutz = hohe Einbruchswahrscheinlichkeit" lässt sich also nicht so leicht beweisen. Bevor ein Einbrecher zur Tat schreitet, berücksichtigt er offensichtlich zahlreiche Parameter, und dabei spielt auch die Umgebung des von ihm avisierten Objekts eine Rolle. Erweckt dessen Äußeres den Eindruck, als legten die Besitzer großen Wert auf ein gepflegtes Umfeld, bedeutet das für ihn, dass sie ebenso viel Sorgfalt darauf verwenden, ihr Anwesen zu schützen. In einem solchen Fall ist Vorsicht geboten. Schau dir meinen Garten an, und du weißt gleich, wie wichtig mir mein Zuhause ist! Hüte dich, hier unaufgefordert einzudringen, ich habe meine Vorkehrungen getroffen! Einbrecher, ihr seid gewarnt! Ist der Garten schön, gut gepflegt und in bestem Zustand, sind die Pflanzen gesund und kräftig, dann, Dieb, zieh weiter, das Grundstück ist mit Sicherheit gut bewacht.

4

Der positive Einfluss von Pflanzen und Blumen auf Arbeit und Leistungsfähigkeit

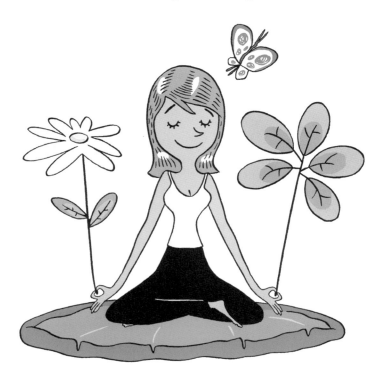

Inhaltsübersicht

21 Schenken Sie Pflanzen Beachtung!

Pflanzen in Klassenzimmern können, wie wir gesehen haben, dazu beitragen, geringfügige gesundheitliche Beschwerden von Schülern zu lindern, sie machen den Klassenraum angenehmer und sorgen dafür, dass die Schüler seltener fehlen. Nun hat die Forschung nachgewiesen, dass sich mithilfe von Pflanzen auch unsere kognitiven Fähigkeiten verbessern lassen.

> Raanaas und seine Kollegen (2011) baten die Teilnehmer ihrer Studie in einen Raum, in dem sich je nach Versuchssituation vier blühende oder keine Zimmerpflanzen befanden. Auf einem Computerbildschirm erschienen für zwei Sekunden Sätze, die die Probanden lesen und deren letztes Wort sie sich jeweils merken sollten. Jeder Teilnehmer durfte den Versuch dreimal wiederholen. Jedes Mal änderte sich die Reihenfolge der Sätze. Nach jedem Versuch sollten die Teilnehmer die Schlusswörter der Sätze, an die sie sich erinnerten, aufschreiben, und zwar in der richtigen Reihenfolge. Danach wurde geprüft, wie viele Wörter sie memoriert hatten und ob die Reihenfolge stimmte. Die Ergebnisse der Tests zeigt Tab. 4.1.
>
> Standen keine Pflanzen im Raum, verbesserte sich die Leistung nicht, doch in einer Umgebung mit Pflanzen steigerte sie sich kontinuierlich. Dabei spielte sicherlich auch der Lernprozess eine Rolle, denn im ersten Versuch unterschieden sich die beiden Gruppen nicht.

Anscheinend verbessert sich die Lernfähigkeit bei schwierigen Aufgaben, wenn Pflanzen in der Nähe sind, und zwar

Tab. 4.1   Richtig memorierte Sätze

	mit Pflanzen	ohne Pflanzen
1. Versuch	65 %	65 %
2. Versuch	69 %	65 %
3. Versuch	72 %	64 %

nach Ansicht der Forscher möglicherweise dadurch, dass die Aufmerksamkeit durch Pflanzen wiederhergestellt wird. Pflanzen bereichern die Umgebung und gestalten sie abwechslungsreicher. Damit wirken sie der kognitiven Ermüdung entgegen und führen auf diese Weise zu einer Steigerung der Leistungsfähigkeit.

Nicht nur die Gedächtnisleistung von Menschen verbessert sich, wenn sie von Pflanzen umgeben sind, sondern auch ihre sprachliche Kreativität.

Shibata und Suzuki (2004) führten Studenten in einen Raum, in dessen Ecke eine grüne Blattpflanze oder eine Kommode standen, Zeitschriften herumlagen oder weder das eine noch das andere. Die Pflanze stand auf der Kommode gegenüber dem Schreibtisch, an den sich der Proband setzen sollte. Ihm wurde nun eine Liste mit Adjektiven vorgelegt, und er sollte für jedes einzelne Assoziationen finden (für das Adjektiv „natürlich" beispielsweise: Pflanze, aufrichtig, biologisch, essbar, gut, nachhaltig, recycelbar usw.). Mit dieser Aufgabenstellung messen Psychologen die sprachliche Kreativität.

Es stellte sich heraus, dass sich die Pflanze auf die Anzahl der Assoziationen auswirkte, wohingegen es keinen Unterschied ausmachte, ob im Raum eine Kommode stand oder nicht. Die Wissenschaftler erklären sich diesen Effekt dadurch, dass Pflanzen anregend wirken und das Selbstvertrauen stärken. Das ergab nämlich die Auswertung der Fragebögen, die von den Versuchsteilnehmern im Anschluss an die Aufgabe ausgefüllt worden waren. In einer Umgebung mit Pflanzen fühlten sich die Probanden stimulierter und hatten mehr Selbstvertrauen.

Die sprachliche Kreativität von Menschen nimmt demnach zu, wenn sich in ihrer Nähe Pflanzen befinden. Andere Arbeiten haben den positiven Einfluss einer Umgebung mit Pflanzen auf die Leistungsfähigkeit bestätigt. Lohr et al. (1996) haben beispielsweise gezeigt, dass Versuchspersonen geometrische Formen schneller wiedererkannten, wenn auf dem Schreibtisch, an dem sie ihre Aufgaben lösten, mehrere Zimmerpflanzen standen. Auch in diesem Fall hatte also ein so gestaltetes Interieur die rasche Aufgabenbewältigung und damit die Endleistung begünstigt.

Fazit

Das bloße Vorhandensein einer Pflanze beeinflusst also gewisse kognitive Prozesse im Zusammenhang mit der Gedächtnisleistung und der Kreativität. Bei all den geschilderten Versuchen war meistens nur eine einzige Pflanze vorhanden, und es ist deshalb vorstellbar, dass sich die Wirkung durch mehrere Pflanzen unterschiedlicher Art, auch blühende Gewächse, noch verstärken lässt. Diese kognitiven Prozesse könnten auch erklären, warum sich Pflanzen in realen Situationen ebenfalls positiv auf die Arbeitsleistung auswirken. Denn es sei noch einmal daran erinnert, dass sich Pflanzen in Räumen, in denen gelernt wird, also in Klassenzimmern, Forschungslaboren, Arbeitszimmern oder in Einrichtungen für Forschung und Entwicklung, als äußerst nützlich erweisen könnten.

22 Natürliche Aufmerksamkeit

Wie wir gesehen haben, wirkte es sich positiv auf die Bewegungsfreudigkeit von Kindern und auch auf ihren Body-Mass-Index aus, wenn es in der Nähe ihrer Wohnung Grünflächen gab. Die Forschung hat auch gezeigt, dass eine grüne Umgebung die kognitiven Fähigkeiten von Kindern und vor allem manche kognitive Störungen beeinflusst. Ein „gesunder Geist in einem gesunden Körper" lässt sich anscheinend leichter in einer Umwelt erreichen, die den Zugang zu den Schönheiten der Natur erlaubt.

Wells (2000) hat sieben- bis 13-jährige Kinder begleitet, die aus einem naturarmen Wohnumfeld in eine grüne Umgebung umgezogen waren (zum Beispiel aus einem Mietshaus, von dem aus nur andere Mietskasernen zu sehen waren, in eine Wohnung mit Blick auf Bäume). Um den Grünanteil in der näheren Umgebung zu messen, hatte sich die Forscherin eine ganz spezielle Vorgehensweise ausgedacht. Sie beurteilte den Ausblick aus jedem Wohnungsfenster auf einer Skala von 3 (der Blick fällt vorwiegend auf ein natürliches Umfeld) bis 0 (nichts Natürliches zu sehen). Dadurch war es ihr möglich, für jede einzelne Wohnung einen ganz eigenen Wert zu berechnen. Anschließend wurden die Aufmerksamkeitsdefizite der Kinder gemessen. Dazu bediente sie sich des üblichen Diagnoseverfahrens für Aufmerksamkeitsstörungen bei Kindern, Hyperaktivität oder neurologisch bedingte Aufmerksamkeits- und Konzentrationsdefizite. Mithilfe dieses Tests lässt sich feststellen, wie lange sich ein Kind auf eine Aufgabe konzentrieren kann und ob es zur Problemlösung Elemente aus seiner Umgebung mit heranzieht. Der Vorteil dieser Methode bestand darin, dass sie vor und nach dem Umzug der Kinder angewandt werden konnte und es so möglich war zu sehen, ob sich eine neue Umgebung und damit der Grünanteil im Lebensumfeld auf die in diesem Test erzielten Ergebnisse auswirkte.

Es zeigte sich ein signifikanter Zusammenhang zwischen den Veränderungen in der Aufmerksamkeitsfähigkeit der Kinder und dem Grünanteil in ihrer neuen Umgebung. Je grüner das Umfeld, umso geringer fielen die Aufmerksamkeitsdefizite aus. In einer Umgebung mit wenig Grün dagegen stiegen die Werte an.

Ein grünes Umfeld kann also Störungen und Aufmerksamkeitsdefizite bei Kindern beheben. Dieser Effekt wurde auch durch andere Studien bestätigt. Manchmal reicht sogar schon ein kurzer Aufenthalt im Grünen aus, um positive Ergebnisse zu erzielen. So haben beispielsweise Grahn et al. (1997) gezeigt, dass schon ein einziger in natürlicher Umgebung verbrachter Tag (ein Ausflug in den Wald) die motorische Koordination von Kindern förderte und dazu führte, dass sie sich besser konzentrieren konnten und aufmerksamer waren. Auch Taylor und Kuo (2009) haben in ihrer Studie an sieben- bis zwölfjährigen Kindern mit Aufmerksamkeits- und Konzentrationsstörungen nachgewiesen, dass ein 20-minütiger Spaziergang in einem Park verglichen mit einem Spaziergang von gleicher Dauer in einer bebauten, städtischen Umgebung zu einer Leistungsverbesserung führte. Und zwar fiel diese Leistungssteigerung ebenso deutlich aus wie nach der Einnahme bestimmter Medikamente zur Behandlung dieser Defizite.

Fazit

Ein grünes Umfeld und der Aufenthalt in der Natur wirken sich allem Anschein nach positiv auf die Aufmerksamkeits- und Konzentrationsfähigkeit von Kindern aus, und das auch bei Kindern, die unter Aufmerksamkeitsdefiziten leiden. Der Effekt stellt sich zudem sogar bereits nach einem kurzen Aufenthalt in der Natur ein. Nach Auffassung der Forscher sind zwei Mechanismen hierfür verantwortlich. Zum einen bietet die Natur viel Abwechslung, aber die Kinder haben Zeit, alle Aspekte zu erfassen. In einer urbanen Umgebung, in der alles ständig in Bewegung ist, ist das nicht der Fall. Zum anderen werden unsere Sinne in einem städtischen Umfeld rasch überfordert (durch Lärm, unangenehme Gerüche), und das führt zu einer raschen Ermüdung und einer Abnahme der Konzentrationsfähigkeit. Die Eltern, Lehrer und Betreuer solcher Kinder sollten mit ihnen deshalb lieber natürliche und ruhige Orte aufsuchen, anstatt sie den Reizüberflutungen der Stadt auszusetzen. Es lebe der Unterricht im Grünen!

23   Mit Botanik zum Abi

Wenn, wie wir gesehen haben, ein angenehmer Ausblick aus dem Klassenzimmerfenster in die Natur oder eine grüne Umgebung manche kognitiven Fähigkeiten von Kindern beeinflusst, so war zu erwarten, dass sich dadurch auch ihre schulischen Leistungen verbessern. Studien zufolge ist es anscheinend sinnvoll, Klassenräume mit Zimmerpflanzen zu versehen, denn dadurch steigern sich die Leistungen der Schüler tatsächlich.

Daly et al. (2010) haben eine Untersuchung in Klassen mit elf- bis 13-jährigen Schülern durchgeführt. In die Hälfte der Klassenräume wurden je drei große Zimmerpflanzen von 2,5 bis 3 Metern Höhe gestellt (*Dracaena fragans, Epipremnum aureum und Spathiphyllum*). Die Schüler mussten nun eine Reihe von Klassenarbeiten in den Hauptfächern (Mathematik, Rechtschreibung, Naturwissenschaft und Technik) schreiben. Vor dem Aufstellen der Pflanzen und sechs Wochen danach wurden die Leistungen beurteilt. Die Leistungen der Kontrollgruppe, d. h. der Schüler, deren Klassenräume ohne Pflanzenschmuck geblieben waren, wurden ebenfalls erfasst. Bei den Klassenarbeiten handelte es sich um Tests, in denen die Schüler eine bestimmte Punktzahl erreichen konnten. So war es möglich, nach sechs Wochen den Unterschied im Lernerfolg zu messen.

Es stellte sich heraus, dass sich die Lernleistungen in den Klassenräumen mit Pflanzen im Fach Mathematik um 14 %, in Rechtschreibung um zwölf Prozent und in Naturwissenschaft und Technik um elf Prozent verbessert hatten. Den Lehrern zufolge wäre innerhalb eines solchen Zeitraums bereits eine Leistungsverbesserung um zehn Prozent ein signifikantes Ergebnis. In den Klassen ohne Pflanzen fiel der Lernerfolg geringer aus (sechs und acht Prozent). Der unterschiedliche Lernerfolg in den Klassen mit und ohne Pflanzen war in den drei Fächern außerdem signifikant.

Pflanzen scheinen also die schulischen Leistungen positiv zu beeinflussen. Allerdings gelangen nicht alle Untersuchungen zu diesem Ergebnis, doch das hängt wahrscheinlich mit dem Alter der Schüler zusammen oder damit, wo die Pflanzen aufgestellt wurden. Doxey et al. (2009) haben in ihrer Studie beispielsweise die Leistung von Universitätsstudenten untersucht, deren Unterrichtsräume oder Hörsäle mit Pflanzen ausgestattet worden waren. Sie verglichen die Leistungen mit denen von Studenten, die in Hörsälen oder Räumen ohne Pflanzen unterrichtet wurden. Die Prüfungsergebnisse der Studenten ergaben keinen signifikanten Unterschied, obwohl in der Gruppe mit Pflanzen etwas bessere Ergebnisse erzielt wurden. Aber der Unterricht und die Lehrenden wurden positiver bewertet, wenn im Raum Pflanzen standen. Auch die Atmosphäre in Schulklassen kann durch Pflanzen verbessert werden. Han (2009) konnte nachweisen, dass das Klassenklima bei Gymnasiasten besser wurde und die Lehrer seltener Strafen verhängten, nachdem zwei Wochen zuvor blühende Pflanzen in ihre Klassenräume gebracht worden waren. Außerdem kamen die Schüler lieber in den Unterricht als zuvor.

Fazit

Pflanzen in Klassenräumen können also sowohl leistungssteigernd wirken als auch das Verhalten der Schüler und ihre Einstellung zur Schule positiv beeinflussen. Es sei noch einmal betont: Diese Wirkung wird durch ganz einfache Zimmerpflanzen erzielt und lässt sich in den Schulen mit wenig Geld und geringem Aufwand herbeiführen.

24   Grün steigert die Arbeitsproduktivität

Man sagt, die Arbeitsmoral der Franzosen sei hervorragend. Warum? Möglicherweise sind dafür ja auch die Pflanzen in der Umgebung ihres Arbeitsplatzes mit verantwortlich, weil sie ihre Tätigkeit positiv beeinflussen. Forschungen haben ergeben, dass die Betriebsleitungen gut daran täten, in diese grünen Ressourcen zu investieren.

Bringslimark et al. (2008) haben für eine Studie 385 norwegische Büroangestellte untersucht. Gemessen wurde, wie selbstständig sie ihrem eigenen Empfinden nach bei ihrer Arbeit waren (wie viele Entscheidungen sie eigenständig treffen durften), und wie sie sich von ihren Kollegen und Vorgesetzten unterstützt fühlten. Außerdem maß man den persönlichen Eindruck von ihrer Arbeitsproduktivität sowie die Fehlzeiten und den empfundenen Stress. Das Ausmaß des physischen Stresses wurde dadurch ermittelt, dass man die Angestellten fragte, wie sehr verschiedene Kriterien an ihrem Arbeitsplatz (Lärm, Hitze, Luftqualität usw.) sie in den vergangenen vier Wochen beeinträchtigt hatten. Und schließlich wurde registriert, ob Pflanzen im Büro standen (wie viele und wo sie platziert waren).

Ein Zusammenhang zwischen Pflanzen und Stress war nicht festzustellen. Allerdings korrelierte das Vorhandensein von Pflanzen im Büro positiv mit der Produktivität: Je mehr Pflanzen den Arbeitsplatz schmückten, umso effektiver fiel die Arbeitsleistung aus. Außerdem war festzustellen, dass die Zahl der Zimmerpflanzen negativ mit den Krankheitsausfällen korrelierte. Je mehr Pflanzen, umso weniger

Krankmeldungen, je weniger Pflanzen, umso häufiger kam es zu durch Krankheit bedingten Arbeitsausfällen.

Pflanzen im Büro steigerten also die Arbeitsproduktivität von Büroangestellten und senkten die Fehlzeiten. Diese Wirkung zeigte sich übrigens sowohl bei Männern als auch bei Frauen. In dieser Studie wurde aber lediglich erfasst, ob Pflanzen im Büro aufgestellt waren oder nicht, und anschließend einfach die Korrelation berechnet. Das erschwert allerdings den Beweis, dass die Wirkungen tatsächlich auf die Pflanzen zurückzuführen waren. Denkbar wäre nämlich, dass die Angestellten die Pflanzen selbst mit ins Büro gebracht hatten oder dass sie auf Veranlassung der Direktion angeschafft worden waren. Allein dieser Unterschied könnte bereits die festgestellten Wirkungen erklären. Deshalb hat man versucht, die Auswirkung von Pflanzen am Arbeitsplatz in einer echten Versuchssituation zu überprüfen.

Fjeld (2000) führte seine Untersuchung in der radiologischen Abteilung eines norwegischen Krankenhauses in zwei Phasen durch. In der ersten Phase gab es noch keine Pflanzen in der Abteilung. In der zweiten Phase wurde sie mit zahlreichen Pflanzen auf den Fensterbänken der Büros, auf dem Boden oder auf Möbeln im Röntgenraum ausgestattet. Fjeld führte seine Untersuchungen in zwei aufeinander folgenden Jahren jeweils drei Monate im Frühling durch. Während der Beobachtungsphasen füllte das aus Männern und Frauen bestehende Klinikpersonal jeweils einen dreiteiligen Fragebogen zu gesundheitlichen Beschwerden aus. Erfasst wurden 1) neuropsychologische Probleme (Müdigkeit, Übelkeit, Migräne usw.), 2) Hals-Nasen-Ohren- sowie

Tab. 4.2 Rückgang der Symptome in einer Arbeitsumgebung mit Pflanzen

	Rückgang der Symptome in einer Umgebung mit Pflanzen
Neuropsychologische Probleme	
Müdigkeit	32 %
Schwerer Kopf	33 %
Migräne	45 %
Übelkeit und Schwindel	25 %
Konzentrationsschwierigkeiten	− 3 %
HNO-Beschwerden	
Gereizte Augen	15 %
Erstickungsgefühl	11 %
Trockener/gereizter Mund	31 %
Husten	38 %
Hautprobleme	
Gerötetes/heißes Gesicht	11 %
Juckende Kopfhaut	19 %
Trockene oder gereizte Hände	21 %

Augen-Beschwerden (Husten, trockener oder gereizter Hals usw.) und 3) Hautprobleme (Reizungen der Haut, trockene Haut usw.). Mithilfe der Fragebögen ließ sich ermitteln, ob sich diese Beschwerden durch die Pflanzen gebessert oder verschlechtert hatten oder ob der Zustand unverändert geblieben war (siehe Tab. 4.2).

Einige der Symptome gingen stark zurück. So husteten die Angestellten sehr viel weniger, wenn Pflanzen vorhanden waren, doch auf die Konzentrationsfähigkeit wirkten sich diese nicht aus. Nach Ansicht der Forscher lässt sich dies darauf zurückführen, dass Pflanzen Schadstoffe aus der Luft binden, sich aber gleichzeitig auch auf die verbesserte Regulierung der Luftfeuchtigkeit auswirken. Diese Faktoren spielen bekanntlich bei HNO-Beschwerden oder Hautproblemen eine große Rolle. Das wäre außerdem eine Erklärung dafür, warum Bringslimark et al. (2008) in ihrer Studie einen Rückgang der durch Krankheit bedingten Fehlzeiten von Büroangestellten beobachtet hatten, wenn an deren Arbeitsplätzen Pflanzen standen.

Pflanzen wirken sich also positiv auf die kleineren alltäglichen Gesundheitsbeschwerden von Arbeitnehmern aus. Fjeld hat übrigens seine Ergebnisse noch in einer anderen Studie bestätigt, in der er die Bürokräfte der Klinik untersuchte und nicht ausschließlich das Pflegepersonal. Auch andere Arbeiten wiesen die Wirkung von Pflanzen nach, ohne dass sie direkt am Arbeitsplatz vorhanden sein mussten. Schon der Blick aus dem Fenster in die Natur kann vieles ändern. Kaplan und Kaplan (1989) hatten bereits gezeigt, dass Arbeitnehmer, die von ihrem Arbeitsplatz aus auf Bäume und Blumen blickten, ihre Tätigkeit als weniger Stress auslösend und als befriedigender empfanden als Angestellte, denen sich nur der Ausblick auf ein Gebäude bot. Die beiden Wissenschaftler konnten auch beobachten, dass die Arbeitnehmer, die hinaus in die Natur schauten, seltener über geringfügige gesundheitliche Beschwerden klagten als die der anderen Gruppe. Auch Shin (2007) berichtet, dass der Blick auf Bäume vom Bürofenster aus mit mehr Zufriedenheit am Arbeitsplatz und weniger empfundenem Stress einhergeht, und zwar unabhängig von Alter, Geschlecht oder der Art der Beschäftigung. Leather et al.

(1998) haben diesen „Fenstereffekt" gleichfalls nachgewiesen und aufgezeigt, dass Arbeitnehmer, die von ihrem Bürofenster aus ins Grüne, auf Bäume und Pflanzen blickten, seltener den Wunsch hegten, ihren Arbeitsplatz zu wechseln.

Fazit

Liegen Ihnen die Arbeitsproduktivität und das körperliche und seelische Wohl Ihrer Angestellten am Herzen? Dann sollten Sie diese nicht unter Druck setzen, denn das wirkt sich letztendlich kontraproduktiv auf die Leistung aus, sondern lieber ihren Arbeitsplatz mit Pflanzen verschönern. Auch ist dann die Wahrscheinlichkeit hoch, dass Sie als Vorgesetzter positiver beurteilt werden, denn aus zusätzlichen Umfragen, die Fjeld (2000) bei den Beschäftigten durchführte, ging hervor, dass die Angestellten ihren Vorgesetzten höher schätzten, wenn in ihren Büros Pflanzen oder Blumen standen.

25   Hänschen sollte lieber lernen, anstatt aus dem Fenster zu schauen!

Manche Kinder interessieren sich offenbar mehr für das, was draußen vor dem Klassenzimmerfenster geschieht, als für ihre Schularbeit. Aber was wäre, wenn gerade der Blick aus dem Fenster ins Grüne manchmal dazu beitrüge, die Aufmerksamkeit wieder zu wecken und die Leistung zu verbessern? Einige Untersuchungen belegen nämlich, dass der

Blick in die umgebende Natur anscheinend einen positiven Einfluss auf die Leistungen haben kann.

Carolyn Tennessen und Bernadine Cimprich (1995) haben eine Studie an Bewohnern von Studentenwohnheimen durchgeführt, die von ihrem Zimmerfenster aus entweder ins Grüne blickten (auf einen See, Wälder, Bäume im Park usw.) oder auf bebautes Gebiet (Häuser, Straßen, Geschäfte usw.). Die Forscherinnen ließen ihre Probanden anspruchsvolle Aufgaben lösen, die eine hohe Konzentration erforderten. So sollten sie beispielsweise in der Lage sein, einen dreidimensionalen Gegenstand in einer zweidimensionalen Abbildung, die nur eine Seite der Ausgangsform zeigte, wiederzuerkennen. Während mehrerer Testdurchläufe wurde festgehalten, was sie von ihrem Zimmer aus sahen: 1) nur Natur (zum Beispiel einen Wald), 2) teilweise Natur (einen Park), 3) teilweise bebautes Gebiet (Bäume und Häuser) oder 4) vollständig bebautes Gebiet (nur Häuser).

Es zeigte sich, dass die Leistungen am schlechtesten ausfielen, wenn die Studenten lediglich auf eine von Menschen bebaute Fläche blickten. Ihre Leistungen stiegen, je mehr Grün sie sahen. Dabei waren die Ergebnisse besser, wenn die Probanden auf eine teilweise natürliche Umgebung blickten (einen Park) und nicht auf ein nur zum Teil bebautes Gebiet (Bäume in der Nähe von Häusern oder den Garten eines Privathauses). Schon ein kleines Stück Grün reichte aus, eine Leistungssteigerung hervorzurufen.

Fazit

Offensichtlich stellt also nicht der Blick aus dem Fenster ein Problem für die Aufmerksamkeit dar, sondern vielmehr das, was vom Fenster aus zu sehen ist. Wenn man eine anspruchsvolle und ermüdende Aufgabe zu lösen hat, tritt nach Ansicht der Forscher irgendwann ein Punkt der Erschöpfung ein und man lenkt dann seine Aufmerksamkeit von der eigentlichen Aufgabe ab, um seinen Kopf zu entlasten. Der Ausblick ins Grüne wirkt beruhigend und wohltuend und führt dadurch rasch zur Erholung. So kann man seine Konzentrationsfähigkeit regenerieren und die Leistung steigern. Beim Bau von Schulen und Universitäten sollte man diesen Umstand bedenken und besser Böschungen und Bäume erhalten, anstatt sie einzuebnen bzw. zu fällen, um den Weg für Baumaschinen frei zu machen. Denn das nützt ganz eindeutig all jenen, die später dort einmal lernen sollen.

5

Die Wirkung von Düften in unserer Umgebung

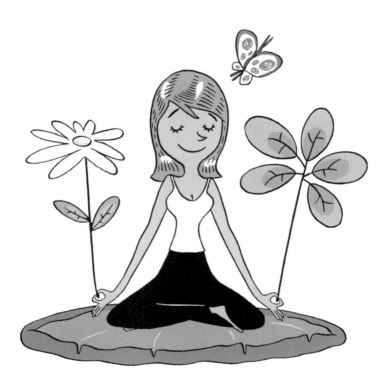

Inhaltsübersicht

26   Und was sagt Ihre Nase?

Wie wär's mit einer kräftigen Prise Eukalyptus-, Lavendel-, Zitronen- oder Orangenduft? Vielleicht steigert sich dadurch unser Wohlbefinden und wir werden ruhiger! Der Anblick von Natur und ihre Geräusche können bekanntlich unsere Gesundheit und unsere allgemeine Befindlichkeit positiv beeinflussen. Das Gleiche gilt anscheinend auch für den Duft mancher Naturprodukte. Einige Aromen, so hat man festgestellt, beeinflussen uns sogar schon sehr früh in unserem Leben, und das beweist, dass es sich dabei höchstwahrscheinlich nicht um einen Lerneffekt handelt.

Kawakami et al. (1997) haben eine Studie an fünf Tage alten Babys (Jungen und Mädchen) durchgeführt, die von ihren Müttern gestillt wurden. Während einer fünfminütigen Untersuchung durch einen Kinderarzt wurde mithilfe eines automatischen Zerstäubers in unmittelbarer Nähe der Nase der Babys ein synthetischer Milch- oder Lavendelduft verbreitet. In der Kontrollgruppe wurde darauf verzichtet. Vor der Untersuchung nahm man eine Speichelprobe der Kinder, um den Cortisolgehalt zu messen. (Cortisol ist ein Stressindikator.) Nach der Untersuchung brachte man die Babys in einen anderen Raum und wiederholte 20 min später die Cortisolmessung. Während der ärztlichen Untersuchung wurden der Gesichtsausdruck und das Schreien der Säuglinge mit einer Videokamera festgehalten. Anhand dieser Aufzeichnung ließ sich der von den Babys gezeigte Stress in Zahlen ausdrücken (siehe Tab. 5.1).
   Wie man sieht, wirkten sich die zerstäubten Düfte positiv auf die Cortisolproduktion und auf das Stressverhalten der Kinder aus. Außerdem war festzustellen, dass sich zwar

Tab. 5.1   Cortisolgehalt je nach Duft

	Kein Duft	Lavendel	Milch
Cortisolgehalt vor der Untersuchung	0,82	0,40	0,51
Cortisolgehalt nach der Untersuchung	1,38	0,67	0,56
Verhalten (>Zeichen von Stress)	100	90	88

der Milchduft als am wirksamsten erwies, dass aber auch vom Lavendelduft eine positive Wirkung ausging. Die beruhigende Wirkung von Lavendel ist gemeinhin bekannt und könnte erklären, warum bei den Kindern eine Stressreduktion zu beobachten war. Dass eine solche Wirkung bereits bei so jungen Kindern eintrat, beweist außerdem, dass es sich nicht um einen Lerneffekt handeln konnte. Da die Babys vor dem Experiment bereits häufig gestillt worden waren, assoziierten sie mit dem Geruch der Milch vermutlich Vergnügen und ein wohliges Gefühl, was beim Lavendelaroma nicht der Fall sein konnte.

Düfte mindern also den Stress von Babys. Die Forschung hat aber auch gezeigt, dass Stress und Angst von Erwachsenen durch natürliche Essenzen ebenfalls positiv beeinflusst werden können. Das gilt im besonderen Maß für natürliche Düfte in Wartezimmern von Zahnärzten.

Lehrner et al. (2005) haben an mehreren hundert Patienten von Zahnärzten untersucht, wie es sich auswirkte, wenn im Wartezimmer der Duft von Lavendel oder Orangen versprüht wurde (in der Kontrollgruppe geschah das nicht). Unter dem Vorwand, sie würden eine Untersuchung über

Stimmung und Schmerz durchführen, baten sie die Patienten im Wartezimmer, einen Fragebogen über den Grad der verspürten Schmerzen und ihrer Ängste auszufüllen. Außerdem wurde gemessen, in welcher Stimmung sich die Patienten befanden und wie gelassen sie der Behandlung entgegensahen.

Es zeigte sich, dass die Düfte die Angst der Patienten und ihren Schmerz reduzierten. Gleichzeitig empfanden sich die Patienten als gelassener und besser gelaunt. Ein statistisch relevanter Unterschied zwischen den beiden Aromen war nicht festzustellen, denn bei beiden fielen die Werte fast gleich aus.

Mit der Vernebelung von natürlichen Duftstoffen ließen sich also Schmerzen und die Angst vor einer Zahnbehandlung reduzieren. Der Duft von Lavendelessenz verringerte beispielsweise auch die Angst bei Patienten, die sich einem chirurgischen Eingriff unterziehen mussten (Braden et al. 2009). Die gleiche Wirkung von Lavendelessenz oder auch der Duftessenz des Hiba-Lebensbaums (*Thujopsis dolabrata*) wurde bei Dialysepatienten beobachtet (Itai et al. 2000). Das Aroma von Vanilleessenz zeigte positive Wirkungen bei Patienten vor einer MRT-Untersuchung (Redd et al. 2009). Durch das Einatmen natürlicher Aromen verändern sich auch einige physiologische Parameter. Campenni et al. (2004) konnten aufzeigen, dass die beruhigende Wirkung von Lavendelessenz zu einer Verlangsamung des Herzrhythmus und einer Verringerung der elektrischen Leitfähigkeit der Haut führte. Diese beiden physiologischen Komponenten steigen bei Stress häufig an und sinken wieder, wenn der Betreffende sich wohl fühlt. Und schließlich hat man festgestellt, dass der Geruch von Pfefferminze bei Probanden, die sich einem Eiswassertest unterzogen, die Widerstandskraft erhöhte und ihr Schmerzempfinden senkte (Raudenbush et al. 2004).

Fazit

Natürliche Aromastoffe können also wirksam dazu beitragen, Angst zu nehmen, die Stimmung zu heben und die allgemeine Befindlichkeit des Menschen zu verbessern. Allerdings darf man diese Wirkung nicht verallgemeinern, denn mit dem Versprühen von Lavendelessenz, Bergamotte- oder Pinienöl ließ sich die Angst von Krebspatienten vor ihrer Behandlung nicht verringern (Graham et al. 2003). Das Gleiche galt für Patienten, die sich einer Spiegelung der Speiseröhre unterziehen mussten (Muzzarelli et al. 2006). Das würde also bedeuten, dass eine Aromatherapie nur in Situationen mäßiger Angst erfolgreich ist.

27   Der Duft entfaltet seine Wirkung

Wir haben also gesehen, dass von natürlichen Duftstoffen ein Einfluss auf unsere Gesundheit und unser Wohlbefinden ausgehen kann, doch aus wissenschaftlichen Arbeiten geht hervor, dass sie auch dazu eingesetzt werden können, um unsere kognitiven und sogar manche physischen Leistungen zu steigern.

Diego et al. (1998) setzten ihre Probanden in einen Sessel und ließen sie den Duft von Lavendel- oder Rosenessenz einatmen. Dazu hielten sie ihnen einen mit dem jeweiligen Aromastoff getränkten Wattebausch in einem Plastikschälchen zehn Zentimeter vor die Nase und baten sie, ganz normal zu atmen. Gleichzeitig wurde bei den Versuchspersonen ein EEG abgenommen, um bestimmte elektrische Impulse des Gehirns zu messen. Nach einer ersten Phase ohne Duftstoffe wurden die Probanden den Aromen ausgesetzt. Vor und nach der „Aromatherapie" mussten die Testpersonen Rechenaufgaben lösen und eine Skala zu Depression und Angst ausfüllen.

Nach dem Einatmen von Lavendel- oder Rosenduft erzielten sie bessere Ergebnisse in den Rechenaufgaben und benötigten weniger Zeit für deren Lösung. Außerdem gaben sie an, sich nach der Duftphase entspannter zu fühlen als zuvor. Im Anschluss an die Aromaphase sanken nicht nur die Depressions- und Angstwerte, sondern es zeigten sich auch Veränderungen im EEG. So war beispielsweise nach der Duftphase eine Steigerung der Alpha-, Beta 1- und Beta 2-Wellen zu beobachten (sie zeigen Wohlbefinden und Stimulierung an). Messungen nach Beendigung des Versuchs zeigten, dass diese Hirntätigkeit auch noch anhielt, als die Probanden dem Duft nicht mehr ausgesetzt waren.

Natürliche Düfte stimulieren also die intellektuelle Leistungsfähigkeit, was sich anhand der Hirntätigkeit auch ganz konkret ablesen lässt. Die anregende Wirkung natürlicher Aromen wurde durch andere Arbeiten ebenfalls bestätigt. So konnten Warm et al. (1991) beispielsweise nachweisen, dass Maiglöckchenduft und Minzearoma die Konzentration ihrer Probanden am Computerbildschirm steigerten. Ebenso beobachteten Millot et al. (2002), dass Probanden rascher auf visuelle oder auditive Stimuli reagierten (sobald ein Ton erklang oder auf dem Bildschirm ein Stimulus erschien, sollten sie so schnell wie möglich eine Taste drücken), wenn Lavendelduft in der Luft hing. Baron und Kalsher (1998) stellten fest, dass ihre Versuchspersonen bei Zitronenduft längere Zeit in der Lage waren, ein bewegliches Ziel mit einem Joystick zu verfolgen. Auch in Fahrzeugsimulatoren steigerten Zitronen- oder Minzearomen die Aufmerksamkeit der Fahrer in unerwarteten Situationen (Fußgänger, Hindernisse usw.), und Ermüdungserscheinungen traten später ein als üblich (Raudenbush et al. im Druck). Bereits 1981 hatte Rottman festgestellt, dass sich Jasminduft leistungssteigernd auswirkte, wenn Testpersonen mit Problemlösungsaufgaben konfrontiert wurden (Rottman 1989). Zitrus- und Minzearomen steigern erwiesenermaßen auch die Gedächtnisleistung (Zoladz und Raudenbush 2005).

Die Forschung hat außerdem gezeigt, dass sich mit Düften nicht allein die kognitiven, sondern auch die körperlichen Leistungen verbessern lassen.

So haben Raudenbush et al. (2001) die physische und sportliche Leistung ihrer Probanden gemessen (400-Meter-Lauf, Korbwürfe beim Basketball, Muskelkraft der Hand, Stoßkraft usw.). Die Versuchspersonen trugen dabei zum Teil einen mit Pfefferminzaroma getränkten Wattebausch in der Nähe der Nasenlöcher. Bei der Messung der Stoßkraft und der Muskelkraft der Hand beobachtete man eine positive Wirkung des Dufts, nicht allerdings beim 400-Meter-Lauf und beim Ballwerfen. Offenbar stimuliert Pfefferminzaroma Tätigkeiten, die Muskelkraft erfordern, nicht aber solche, bei denen Ausdauer und Präzision gefordert sind.

Fazit

Natürliche Aromastoffe, also normalerweise der Duft von Obst oder Blumen, können bestimmte kognitive oder körperliche Leistungen positiv stimulieren. Nach Ansicht mancher Forscher ließe sich diese Wirkung bei Aufgaben nutzen, die Konzentration oder Aufmerksamkeit erfordern, oder aber einfach in Situationen, in denen schnell die Bündelung von Muskelkraft gefragt ist, etwa wenn es darum geht, einen Gegenstand von sich zu stoßen oder in der Hand zu zerdrücken. Aromen könnten also gewinnbringend eingesetzt werden, sofern kurzfristige Konzentrations- oder Kräftesteigerungen erwünscht sind.

28   Ein Duft liegt in der Luft!

Düfte sind Teil unserer Umgebung, und wissenschaftliche Untersuchungen beweisen, dass sie ganz eindeutig unser Verhalten beeinflussen. Durch bestimmte Düfte in bestimmten Umgebungen lassen wir uns unter Umständen sogar leicht manipulieren. Die Forschung hat gezeigt, dass angenehme Aromen dazu beitragen können, unser soziales Verhalten zu verändern, und dabei spielte es keine Rolle, ob es sich um den Duft natürlicher (Obst, Blumen) oder eher artifiziell erzeugter Produkte (Bäckereigeruch) handelte. Das ging insbesondere aus Arbeiten hervor, in denen die Auswirkung von Umweltdüften auf das altruistische Verhalten von Personen untersucht wurde.

In seinem Experiment setzte Grimes (1999) seine Versuchspersonen dem Duft von Vanille oder Lavendel aus. Die Kontrollpersonen bekamen nichts zu riechen. Die Quelle des Dufts war ein mit dem jeweiligen Aroma getränkter Fragebogen. Die Probanden wurden gebeten, diesen Bogen 30 Sekunden lang an ihr Ohr zu pressen, um sicher zu stellen, dass sie tatsächlich mit dem Duft in Kontakt kamen. Anschließend fragte man sie, ob sie bereit wären, einen Teil ihrer Freizeit für eine wohltätige Aktion zu opfern. Dazu bat man sie um ihren Namen und ihre Adresse. Außerdem sollten sie angeben, wie viele Minuten sie wöchentlich dieser Aufgabe widmen wollten.

Testpersonen, die zuvor keinem Duft ausgesetzt waren, zeigten sich durchschnittlich gewillt, 110 Minuten in der Woche für karitative Tätigkeiten zu erübrigen. Bei denjenigen, die Lavendelaroma gerochen hatten, waren es im Schnitt 150 Minuten, und jene, denen das Vanillearoma in die Nase gestiegen war, gaben an, sogar 349 Minuten helfen zu wollen.

Es war also festzustellen, dass ein natürliches Aroma in der Luft die Hilfsbereitschaft der Probanden steigerte. Außerdem konnte man beobachten, dass zwar beide Duftstoffe dazu führten, dass die Testpersonen mehr Zeit für Wohltätigkeitsarbeit zur Verfügung stellen wollten, aber verglichen mit dem Lavendelaroma erwies sich das Vanillearoma als noch sehr viel effektiver. Eine Erklärung dafür wäre nach Ansicht der Forscher die Tatsache, dass wir von frühester Kindheit an mit dem Duft von Vanille vertraut sind (Babynahrung enthält häufig den Geschmacksstoff der Vanille).

In dieser Studie ging es um die potenzielle Hilfsbereitschaft, doch es stellt sich die Frage, ob sich auch das ganz reale

Tab. 5.2   Hilfsbereitschaft

	Kein Duft	Angenehme Düfte
Angesprochene Männer	24,1 %	51,7 %
Angesprochene Frauen	13,8 %	58,6 %

Verhalten von Menschen durch angenehme Düfte beeinflussen lässt. In der Untersuchung von Grimes wurden ausschließlich natürliche Aromastoffe verwendet. Können aber auch Düfte, die zwar allgemein als angenehm empfunden, jedoch künstlich hergestellt werden (man denke etwa an den Duft, der bei der Herstellung bestimmter Lebensmittel entsteht), ebenfalls unser Verhalten beeinflussen?

Dieser Frage ging Baron (1997) nach und bediente sich dabei ganz alltäglicher Düfte, die jeder kennt. Seine Hypothese lautete: Wer einen angenehmen Geruch in der Nase hat, ist gut gelaunt und deshalb hilfsbereiter. Um diese Annahme zu testen, ließ er seine Untersuchung in Umgebungen durchführen, in denen es unterschiedlich roch. Einmal geschah dies in der Nähe eines Geschäfts, aus dem ein allgemein als angenehm empfundener Duft strömte (Konditorei, Café) und ein anderes Mal in einer geruchsneutralen Zone (Bekleidungsgeschäfte usw.). Ein Mitarbeiter Barons sprach nun Passanten an und fragte sie, ob sie ihm eine 1-Dollar-Note wechseln könnten. Das Ergebnis zeigt Tab. 5.2.

Offenbar begünstigte ein angenehmer Duft die Hilfsbereitschaft, was sicherlich darauf zurückzuführen ist, dass manche Aromen der sozialen Interaktion förderlich sind.

Zemke und Shoemaker (2006) versprühten im Neben-zimmer eines Hotelkonferenzraumes den Duft von Ge-ranienessenz und zeichneten dann das Verhalten der Personen, die sich in diesem Bereich aufhielten, mit der Videokamera auf. Es stellte sich heraus, dass sie stärker miteinander interagierten, wenn der Duft in der Luft hing (größere physische Nähe, mehr Gespräche, häufigeres Händeschütteln).

Will man die sozialen Beziehungen fördern und die An-nehmlichkeit eines Ortes erhöhen, könnte man dies durch-aus mit einem angenehmen Duft erreichen.

Fazit

Manche Düfte in unserer Umgebung tragen also dazu bei, uns hilfsbereiter und kommunikativer zu machen. Wie Ba-ron (1997) hervorhebt, ist es durchaus wahrscheinlich, dass wir durch einen angenehmen Geruch in eine gute Stim-mung versetzt werden, was wiederum unsere sozialen Be-ziehungen erleichtert und uns hilfsbereiter macht. Es gäbe also viele Orte, an denen man auf scheinbar ganz natür-liche Düfte zurückgreifen könnte, um diese Verhaltens-weisen zu unterstützen. Bei einer Straßenumfrage wäre es folglich strategisch günstig, sich im Umfeld einer Bäckerei oder Konditorei zu platzieren, der ein appetitlicher Duft entströmt.

29   Wie gut kann ich dich doch riechen!

Wie wir gesehen haben, beeinflussen Düfte in unserer Umgebung sowohl unser Verhalten als auch unser Urteil. Anscheinend geht von Düften sogar eine so starke Kraft aus, dass sie uns dazu bringen, noch ganz andere Dinge zu tun. Sollten Sie beispielsweise auf der Suche nach einem Partner sein, wäre es sinnvoller, sich in der Nähe einer Bäckerei umzusehen als in einer Bank.

In mehreren Untersuchungen (Guéguen 2011, 2012) sprach ein recht attraktiver junger Mann junge Damen in einer Einkaufspassage an und bat sie um ihre Telefonnummer. Dies geschah immer in der Nähe von Geschäften, die entweder einen normalerweise als angenehm empfundenen Duft (Bäckereien) verbreiteten oder geruchsneutral waren (Bekleidungsgeschäfte).

Es stellte sich heraus, dass 13,5 % der jungen Damen bereit waren, ihre Telefonnummer zu verraten, wenn sie sich auf geruchsneutralem Terrain befanden. Aber 23 % ließen sich darauf ein, wenn der junge Mann sie in einem wohlriechenden Umfeld angesprochen hatte.

In einem zweiten, besser kontrollierten Experiment ließ man junge Mädchen, von denen durch eine vorherige Befragung bekannt war, dass sie zu dem Zeitpunkt ohne feste Beziehung waren, in einem Raum warten, in dem der appetitliche Duft von Croissants schwebte. Nach fünf Minuten bat man sie in einen anderen Raum, in dem sie an einer Studie teilnehmen sollten, in der es angeblich darum ging, wie Personen anhand bestimmter Informationen beurteilt werden (in Wirklichkeit war das nur ein Vorwand).

Zusammen mit dem Mädchen betrat auch ein recht gut aussehender junger Mann den Raum, angeblich ein Student, der ebenfalls an der Studie teilnahm. In Wirklichkeit handelte es sich um einen Mitarbeiter des Versuchsleiters. Als nun der Test aufgrund technischer Probleme für kurze Zeit unterbrochen werden musste, verwickelte er die junge Dame in ein Gespräch und bat sie um ihre Telefonnummer, damit man sich eventuell außerhalb der Universität noch einmal treffen könne. Es zeigte sich, dass 66,7 % der jungen Mädchen dazu bereit waren, wenn sie zuvor in einem Raum gewartet hatten, in dem es so gut nach Croissants geduftet hatte. Bei denen, die die Wartezeit in einem geruchsneutralen Raum verbracht hatten, waren es immerhin noch 40,5 %.

In diesem zweiten Laborexperiment war die Reaktion der Mädchen eindeutig auf die Wirkung der Aromastoffe zurückzuführen und nicht etwa auf das Verhalten des jungen Mannes. Denn im Gegensatz zum ersten Experiment war er in diesem Fall nicht gleichfalls dem angenehmen Duft ausgesetzt gewesen. Wahrscheinlich hat der Duft bei den jungen Damen positive Empfindungen aktiviert und sie dafür empfänglich gemacht, der Bitte nachzukommen. In diesen beiden Studien wurde die Wirkung von Lebensmitteldüften getestet, doch es konnte auch aufgezeigt werden, dass der Duft von Jasminöl Frauen dazu bewog, das Lächeln eines Mannes bereitwilliger zu erwidern (Guéguen, in Vorbereitung).

Fazit

Dass angenehme Düfte die Hilfsbereitschaft fördern, war bereits bekannt, doch offensichtlich geht ihr Einfluss noch viel weiter. Vorstellbar ist beispielsweise, dass die durch einen Wohlgeruch ausgelöste gute Stimmung auch soziale Beziehungen erleichtert. Hilfsbereitschaft oder die Bereitschaft, einem Unbekannten seine Telefonnummer mitzuteilen, wären dabei nur zwei von vielen menschlichen Verhaltensweisen.

6
Der Einfluss von Sonne und Mond

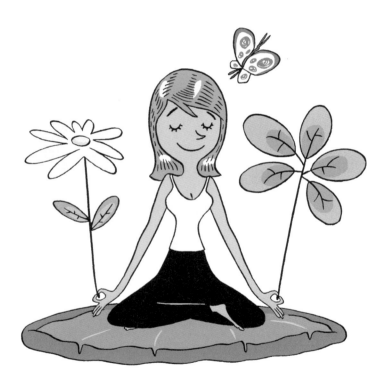

Inhaltsübersicht

30   Du bist die Sonne meines Lebens!

Viele Lieder, Gedichte und Sprichwörter handeln von der Sonne. Es stimmt schon, ohne sie und das ungeheuer große und unwahrscheinliche Glück, weit genug von ihr entfernt zu leben, gäbe es uns hier auf dieser Erde nicht. Es ist deshalb nicht erstaunlich, dass wir die Sonne verehren und uns über ihr Erscheinen freuen. Sie schenkt Leben und spielt, wie ganz erstaunliche wissenschaftliche Forschungen beweisen, bereits zu Beginn unseres Lebens für uns Menschen eine wichtige Rolle, wenn wir uns noch gar nicht an ihrem Anblick erfreuen können. Man hat nämlich festgestellt, dass Babys mit einem höheren Geburtsgewicht auf die Welt kommen, wenn sich ihre Mütter in den ersten drei Monaten der Schwangerschaft häufig in der Sonne aufgehalten haben (Tustin et al. 2004). Die Sonne ist untrennbar mit dem Leben verbunden, denn wenn sie vom Himmel strahlt, verändert sich unser Verhalten.

In einer sehr systematisch durchgeführten Studie hat Cunningham (1979) den Einfluss der Sonne auf menschliche Verhaltensweisen untersucht und dabei versucht nachzuweisen, dass sich allein die Tatsache, dass die Sonne scheint, auf die Hilfsbereitschaft auswirkt. In einer ersten Studie sprach er Passanten an und stellte sich als ein Mitarbeiter der soziologischen Fakultät der Universität vor, der eine Umfrage machte. Er fügte hinzu, es handele sich dabei um einen Fragebogen mit 80 Fragen, und er bat die angesprochene Person, ihm zu sagen, wie viele dieser Fragen sie bereit wäre zu beantworten. Die Außentemperatur betrug dabei zwischen – 18 °C und 38 °C. An Regentagen wurde die Befragung ausgesetzt. Es wurden verschiedene Wetterbedingungen, atmosphärische Daten und der Grad der Sonnenstrahlung gemessen. Dabei stellte sich heraus, dass die Sonnenstrahlung positiv mit der Hilfsbereitschaft korrelierte, und zwar unabhängig von der Jahreszeit. Natürlich trafen die Forscher im Frühling und Sommer auf eine größere Kooperationsbereitschaft, doch selbst an sonnigen Wintertagen waren die Passanten eher bereit zu antworten als an bedeckten Tagen in einer wärmeren Jahreszeit. Das Verhalten der angesprochenen Personen wurde also tatsächlich von der Sonne und nicht durch die Temperatur beeinflusst.

Cunningham führte noch eine zweite Studie in den Monaten April, Mai und Juni in einem Restaurant durch, in dem die Innentemperatur konstant 21 °C betrug (die Außentemperatur schwankte zwischen 4 °C und 27 °C). Sechs Kellnerinnen sollten eine Reihe von Informationen über ihre Gäste notieren (Höhe der Rechnung, geschätztes Alter, Geschlecht usw.). Bevor sie damit begannen, gaben sie auf einer Skala an, in welcher Stimmung sie sich selbst befanden. Es stellte sich heraus, dass die Höhe der Trinkgelder positiv mit der Intensität der Sonnenstrahlung korrelierte, und zwar unabhängig von Alter und Geschlecht der Gäste. Man hatte nämlich beobachtet, dass an sonnigen Tagen mehr ältere Personen und Frauen zum Essen ins Restaurant kamen. Außerdem zeigte sich ein starker Zusammenhang zwischen der Stimmung der Kellnerinnen und der Sonnenstrahlung, denn an sonnigen Tagen waren sie besser gelaunt.

Anscheinend fördert das Sonnenlicht unabhängig von der Temperatur und der Jahreszeit unseren Altruismus, und zwar deshalb, weil sonniges Wetter unsere Stimmung hebt.

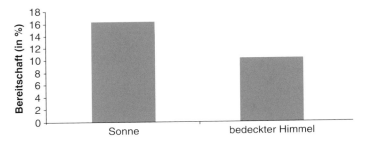

Abb. 6.1   Anteil der jungen Damen, die ihre Telefonnummer weitergaben

Die Forschung hat aber gezeigt, dass die Sonne auch noch andere Verhaltensweisen fördert.

In einer Reihe von Untersuchungen (Guéguen, in Vorbereitung) wurden junge Mädchen in einer Fußgängerzone von einem jungen Mann angesprochen. Das Experiment wurde sowohl an sonnigen als auch an bedeckten Tagen durchgeführt. Die Außentemperatur war allerdings immer in etwa gleich, begünstigt durch die Nähe des Meeres, denn dort fallen die Temperaturschwankungen in bestimmten Jahreszeiten geringer aus, ganz gleich, ob die Sonne scheint oder der Himmel voller Wolken hängt. Bei Regen wurde der Versuch selbstverständlich ausgesetzt. Die jungen Damen wurden von sehr attraktiven und mit ihrer Aufgabe vertrauten jungen Herren um ihre Telefonnummer gebeten. Abbildung 6.1 zeigt die Ergebnisse der Untersuchungen.

Wie man feststellt, waren die jungen Damen an sonnigen Tagen eher bereit, der Bitte der jungen Herren nachzukommen. Wahrscheinlich hat die Sonne, wie wir ja aus zahlreichen ähnlichen Studien wissen, die Kraft, uns glücklich zu machen. Das wiederum führt dazu, dass wir in sozialen Interaktionen positiver reagieren, und ein Flirt (denn was sollte die Bitte um die Telefonnummer schon anderes bedeuten?) stellt offenbar keine Ausnahme von der Regel dar, dass von der Sonne ein positiver Einfluss ausgeht.

Die Sonne lässt also die sozialen Beziehungen der Menschen gedeihen, und das zeigt sich in vielen Fällen. So konnte beispielsweise nachgewiesen werden, dass ein Lächeln eher erwidert wurde, wenn bei gleichen Außentemperaturen die Sonne schien und der Himmel nicht voller Wolken hing (Guéguen und Fischer-Lokou, in Vorbereitung).

Fazit

Das Sonnenlicht scheint die menschlichen Beziehungen positiv zu beeinflussen. Diese Wirkung wird eindeutig durch den Anblick der Sonne ausgelöst und nicht durch einen Temperaturanstieg. Auf diesem Gebiet muss allerdings noch weiter geforscht werden, denn es erweist sich als schwierig, bei den Untersuchungen alle Bedingungen zu kontrollieren (Sonne lässt sich eben nicht im Labor erzeugen). Es hat aber den Anschein, als bringe die Sonne an einem wolkenlosen Himmel die besten Saiten in uns zum Klingen und lasse uns das Leben durch eine rosarote Brille sehen. Nicht von ungefähr sagt man, jemand habe ein sonniges Gemüt!

31   Auf Regen folgt Sonnenschein!

Wie wir gesehen haben, beeinflusst die Sonne unser Verhalten. Offenbar geht aber von der Sonne eine so große Kraft aus, dass sich schon allein die Annahme, das Wetter sei schön und die Sonne scheine, auf unser Verhalten auswirkt. Wir müssen die Sonne gar nicht sehen, sondern nur glauben, dass sie da ist.

Rind (1996) hat eine Studie in einem Hotel durchgeführt, dessen Fenster aus Milchglas bestanden und selbst an sonnigen Tagen den Eindruck erweckten, das Wetter sei trübe. Der Versuch fand im Herbst statt, und zwar morgens, wenn die Gäste ihr Frühstück auf ihrem Zimmer einnahmen und den Himmel nicht sehen konnten. Normalerweise fragten die Gäste den Kellner (einen 20-jährigen Mann) nach dem Wetter. Blieb diese Frage einmal aus, gab er die Information von sich aus. Er teilte dem Gast entweder mit, die Sonne scheine, die Sonne scheine gelegentlich, der Himmel sei bedeckt oder es regne. Anschließend servierte er das bestellte Frühstück und kassierte sofort ab, wobei er das „übliche" Trinkgeld in Empfang nahm. Das Trinkgeld berechnete sich nach der Höhe der Rechnung (siehe Tab. 6.1).

Wie man sieht, genügte die bloße Vorstellung, das Wetter sei schön, um die Gäste spendabler zu machen. Es sei darauf hingewiesen, dass diese Wirkung ausschließlich auf die Sonne zurückzuführen war und nicht auf die Schlussfolgerung, es sei draußen warm, weil die Sonne scheine. Denn in einer zweiten, im Frühjahr durchgeführten Studie teilte der Hotelangestellte den Gästen zum einen mit, die Sonne scheine oder es regne, fügte aber noch hinzu,

Tab. 6.1 Durchschnittliche Höhe des Trinkgelds

Regnerisch	Bedeckt	Durchwachsen	Sonnig
18,8 %	24,4 %	26,5 %	29,4 %

es sei warm oder kalt. Diese Zusatzinformation blieb jedoch ohne Auswirkung, allein die Mitteilung, das Wetter sei schön oder verregnet, wirkte sich auf das Verhalten der Gäste aus.

Wir stellen also fest, dass die bloße Vorstellung vom Wetter unsere Großzügigkeit beeinflusst. Diese Wirkung ist anscheinend sehr stark und kann auf ganz unterschiedliche Weise hervorgerufen werden.

Rind und Strohmetz (2001) haben diesen Effekt mit einer etwas anderen Methode bestätigt. Sie ließen eine Kellnerin im Restaurant handschriftlich auf der Rechnung der Gäste entweder vermerken, sie erwarte für den kommenden Tag schönes Wetter und wünsche dem Gast einen angenehmen Tag, oder aber, die Wetteraussichten für den kommenden Tag seien zwar nicht besonders günstig, sie wünsche den Gästen aber dennoch einen vergnüglichen Tag. Die Trinkgelder fielen höher aus, wenn die Botschaft gutes Wetter verhieß. Die Ankündigung von schlechtem Wetter dagegen hatte keinerlei Auswirkung auf die Höhe des Trinkgeldes.

Die Erwartung eines sonnigen Tages beeinflusst unser Verhalten also ganz erheblich. Die Sonne übt demnach eine ungeheure Kraft auf uns aus, denn die bloße Vorstellung von Sonnenschein kann unser Verhalten verändern.

In einer Untersuchung ließen Guéguen und Legohérel (2000) die Bedienung in einem Café eine kleine Sonne auf die Rechnung ihrer Gäste zeichnen. Daraufhin stieg der Anteil derjenigen, die ein Trinkgeld gaben, von 21 % auf 38 %.

Fazit

Wir stellen also fest, dass die Sonne einen beträchtlichen Einfluss auf uns ausübt. Allein der Glaube, die Sonne scheine oder werde scheinen bzw. eine simple Zeichnung reichten aus, das Verhalten von Menschen zu verändern. Nach Ansicht der Forscher spielt die Sonne eine so wesentliche Rolle für unser Leben und ist so sehr mit Erinnerungen und angenehmen Erfahrungen verbunden, dass ihre bloße verbale Erwähnung oder die Assoziation von Sonnenschein ausreichen, unser Verhalten zu beeinflussen. Sonne in jeglicher Form wirkt offensichtlich stimmungsaufhellend.

32   Die dunkle Seite des Verhaltens

Der Rhythmus von Tag und Nacht bestimmt unser Leben von Anfang an. Wie wir gesehen haben, beeinflussen Licht und Sonne das menschliche Verhalten. Die Forschung zeigt aber, dass auch die Dunkelheit nicht zu unterschätzende und in erster Linie wenig lobenswerte Auswirkungen auf unser Verhalten hat.

Aus mehreren Arbeiten ging hervor, dass sich Beleuchtung positiv auf die Verhinderung von Straftaten auswirkt. Dunkelheit bewirkt folglich das Gegenteil. Quinet und Nunn (1998) haben beispielsweise verschiedene Straßenzüge in einem Vorstadtviertel von Indianapolis (USA) beobachtet und anschließend analysiert, wie viele Anrufe bei der Polizei aus der gesamten beobachteten Region eingingen. Es zeigte sich, dass in den am besten beleuchteten Gebieten deutlich weniger Einbrüche, Autodiebstähle und kleinere Delikte gemeldet wurden (Sachbeschädigung, Graffiti usw.). Die Forscher stellten auch fest, dass die Zahl derartiger Anzeigen deutlich zurückging, sobald in dem betreffenden Wohngebiet die Straßenbeleuchtung verbessert wurde.

Es sieht also ganz so aus, als würden Straftaten durch Dunkelheit begünstigt und durch Helligkeit verhindert. Mehrere Arbeiten haben diese Wirkung bestätigt. So hat Poyner (1991) beobachtet, dass auf beleuchteten Parkplätzen weniger Fahrzeuge gestohlen wurden. Auch Lewis und Sullivan (1979) konnten nachweisen, dass sich eine gute Beleuchtung bei einer großen Anzahl von Delikten positiv auswirkte. Ganz besonders deutlich zu beobachten ist diese Wirkung bei Zuwiderhandlungen, die in der Öffentlichkeit begangen werden (Painter und Farrington 2001).

Es ist natürlich nicht schwer zu erklären, warum die Dunkelheit Straftaten fördert und künstliche Beleuchtung sie verhindern kann. Ein Straftäter hat kein Interesse daran, gesehen zu werden. Doch einmal abgesehen von echten Straftaten, kommt es in düsteren Ecken auch häufig zu ungehörigem Verhalten.

Im Rahmen einer Studie über ungebührliches Verhalten (Urinieren auf öffentlichen Plätzen, Ausspucken, Fluchen usw.) haben wir unsere Beobachtungen in der Nähe von

Kneipen durchgeführt und dabei berücksichtigt, ob die Gegend gut beleuchtet oder eher dunkel war. Für das Urinieren wurden ganz eindeutig dunkle Ecken bevorzugt. Das ist nur logisch denn die Scham lässt uns in so einem Fall dunkle Stellen aufsuchen, an denen wir nicht gesehen werden. Doch im Dunkeln wurde auch mehr geflucht, geschimpft und häufiger auf den Boden gespuckt (Guéguen, in Vorbereitung).

Aus all diesen Arbeiten geht hervor, dass zwischen Dunkelheit und Straftaten ein starker Zusammenhang besteht, doch auch experimentelle Forschungen bestätigen, dass sich das menschliche Verhalten unter dem Einfluss von Licht verändert und dass Aggressivität und helle Beleuchtung negativ miteinander korrelieren.

Page und Moss (1976) baten jeweils zwei Personen in ihr Labor, von denen eine allerdings ein Mitarbeiter des Versuchsleiters war. Den beiden wurde mitgeteilt, bei dem Experiment sollte getestet werden, wie sich Strafe auf das Lernen auswirkt. Per Los wurde entschieden, wer die Rolle des Lehrers und wer die des Schülers übernehmen sollte. Dieses Losverfahren war natürlich manipuliert, und die Rolle des Schülers fiel immer dem Mitarbeiter zu. Die eigentliche Versuchsperson sollte jeden Fehler des „Schülers" mit einem Elektroschock ahnden. Über die Stärke dieses Stromschlages durfte der Proband selbst entscheiden. Dazu stand ihm ein Generator zur Verfügung, mit dem sich zehn verschiedene Stromstärken einstellen ließen, von leichten über mittlere bis hin zu starken Stößen. Der Raum, in dem sich die beiden Personen aufhielten, war entweder hell erleuchtet (acht Lampen) oder relativ

dunkel, d. h., lediglich eine 7-Watt-Glühbirne diente als
Beleuchtung für den Generator. Der Versuchsleiter selbst
befand sich nicht mit im Zimmer, sondern hielt sich angeblich in einem Kontrollraum auf. Je nach Helligkeit wurde nun die Stärke der zugefügten Stromschläge gemessen.
Es zeigte sich, dass Dunkelheit die Probanden tatsächlich
dazu bewog, stärkere Stöße zu versetzen. Im Dunkeln fühlen wir uns anonym, niemand kann uns erkennen, und
automatisch überschreiten wir mit unserem Verhalten die
Grenzen der geltenden Normen.

Dunkelheit beeinflusst auch Hilfsbereitschaft und Ehrlichkeit.

In einer unserer Studien (Guéguen und Fischer-Lokou, in
Vorbereitung) gingen Mitarbeiter unserer Abteilung etwa
zwei Meter vor einem Passanten auf der Straße her und
ließen scheinbar unbemerkt einen Handschuh, ein Päck-
chen Papiertaschentücher oder einen 5-Euro-Schein fallen,
als sie etwas aus ihrer Hosentasche zogen. Wie gesagt, der
Mitarbeiter tat so, als bemerke er es nicht, und ging einfach
weiter. Nun registrierten wir, wie viele der Passanten ihn
auf seinen Verlust aufmerksam machten oder den Gegenstand aufhoben und zurückgaben, wie viele untätig blieben
oder den Gegenstand selbst behielten. Unser Experiment
führten wir entweder ganz in der Nähe von Straßenlater-
nen durch (gute Beleuchtung) oder aber in der Zone zwischen zwei Laternen, also dort, wo es etwas dunkler war.
Das Verhalten der Passanten zeigt Tab. 6.2.
    Dunkelheit beeinflusst also tatsächlich die Hilfsbereit-
schaft. Die Anzahl der Passanten, die in unserem Experiment den Verlust des jeweiligen Gegenstandes bemerkten,
war in beiden Versuchssituationen gleich (das wurde verifi-

Tab. 6.2   Verhalten der Passanten je nach Beleuchtung

	Handschuh	Taschentücher	5-Euro-Schein
Rückgabe oder Hinweis			
Helle Beleuchtung	84 %	68 %	64 %
Dunkelheit	53 %	34 %	11 %
Passivität			
Helle Beleuchtung	16 %	28 %	0 %
Dunkelheit	35 %	49 %	6 %
Behalten des Gegenstandes			
Helle Beleuchtung	0 %	4 %	36 %
Dunkelheit	12 %	17 %	83 %

ziert), ausschlaggebend für ihr Verhalten war aber der Grad der Helligkeit.

Auch in Laborexperimenten, bei denen die Probanden Sonnenbrillen aufsetzen mussten, die ihre Sicht beträchtlich verdunkelten, wurden dieselben Wirkungen festgestellt (Zhong et al. 2010). Die Versuchspersonen verhielten sich hier ebenfalls weniger hilfsbereit gegenüber anderen, und es wurde beobachtet, dass die dunkle Brille offenbar das Gefühl von Individualität stärkte.

Fazit

Dunkelheit fördert ein positives Sozialverhalten also anscheinend nicht. Wir reagieren aggressiver, verhalten uns anderen gegenüber gleichgültiger und tendieren leichter dazu, Normen zu überschreiten. Gewiss, eine Beleuchtung verbraucht Energie, aber dafür trägt sie auch dazu bei, dass wir uns anständiger verhalten. Im Dunkeln fühlen wir uns anonym, als Individualisten, die anderen kümmern uns deshalb wenig, und es steigt unsere Bereitschaft, Normen zu missachten. Wenn wir uns nicht wohl fühlen, sagen wir nicht ohne Grund, wir seien düsterer Stimmung. Die psychologische Forschung scheint das zu bestätigen.

33   Bewölkte Stimmung!

Gibt es wohl etwas Traurigeres als einen Tag, an dem die Wolken tief hängen, auch wenn es nicht regnet? Von morgens bis abends brennt künstliches Licht. Aus Forschungsarbeiten wissen wir, dass solch düstere Tage unsere Gefühle beeinflussen und auch dazu führen, dass unser Urteil über unsere Mitmenschen anders ausfällt.

Simonsohn (im Druck) hat untersucht, wie die Bewerbungen von Studenten um einen Studienplatz an einer Universität beurteilt wurden. Jede Akte wurde von zwei Personen begutachtet, die daraufhin die Aufnahme des Bewerbers befürworteten oder ablehnten. Zur Prüfung der Bewerbungsunterlagen und zur Empfehlung gehörte auch, dass die Gutachter ihr Urteil schriftlich begründeten. In den Unterlagen war selbstverständlich das Datum der Beurteilung vermerkt. Simonsohn informierte sich nun mithilfe des meteorologischen Dienstes darüber, wie der Himmel über der Universität an den betreffenden Tagen beschaffen gewesen war. Dazu verwendete er eine Skala von 0 (völlig wolkenloser Himmel) bis 10 (total bewölkt).

Es stellte sich heraus, dass die Gutachter an bewölkten Tagen vor allem die akademischen Kriterien (Noten, Auszeichnungen usw.) stärker gewichteten und dass an hellen und folglich sonnigen Tagen bei der Entscheidung für oder gegen einen Bewerber auch die nichtakademischen Angaben (Sport, Hobbys usw.) eine wesentliche Rolle spielten.

Fazit

Bei der Auswahl der Kriterien, die über die Zulassung von Studienbewerbern entschieden, spielte es also eine Rolle, ob der Himmel bewölkt war oder nicht. Hier haben wir wieder einen Beweis dafür, dass die Wetterbedingungen unterschwellig unser Urteil beeinflussen, denn die Gutachter waren sich mit Sicherheit dessen nicht bewusst. In dieser Studie war die Tatsache, ob der Himmel bewölkt oder klar war, mit ausschlaggebend dafür, welche Parameter berücksichtigt wurden. Bei Ihrem nächsten Vorstellungsgespräch für einen Studienplatz sollten Sie deshalb vorher den Wetterbericht anhören. Je nach Bewölkungsgrad wäre es ratsam, Ihre unterschiedlichen Qualitäten ganz besonders hervorzuheben: akademische Auszeichnungen an trüben Tagen und Freizeitaktivitäten (die sind nämlich nicht weniger wichtig), wenn die Sonne scheint.

34   Dezibel und Verhalten

Unter Laborbedingungen hat sich gezeigt, dass Lärm die physiologischen Reaktionen des Menschen beeinflusst. Geräusche in unserer Umgebung wirken sich aber auch

Tab. 6.3 Hilfsbereitschaft

	Schwacher Lärm	Starker Lärm
Gipsarm	80 %	15 %
Ohne Gips	20 %	10 %

auf das Sozialverhalten aus und beeinflussen dies ganz erheblich.

In einer experimentellen Studie haben Mathews und Canon (1975) untersucht, wie sich Straßenlärm auf Passanten auswirkt. Ein Mitarbeiter des Versuchsleiters stieg aus einem Auto und hielt dabei einen Stapel Bücher im Arm, der ihm genau vor einem Passanten entglitt und zu Boden fiel. Je nach Versuchssituation trug der Mitarbeiter dabei einen Gipsverband am Arm oder nicht. Zur gleichen Zeit warf ein zweiter Mitarbeiter in einem Vorgarten ganz in der Nähe einen Rasenmäher ohne Schallschutzvorrichtung an. Er konnte zwei verschiedene Lautstärken einstellen: Einmal versuchte er erfolglos, den Rasenmäher anzuwerfen und erzeugte dabei einen eher geringen Lärm (50 Dezibel), ein anderes Mal sprang der Motor ohne Schallschutz unter lautem Getöse sofort an (ca. 87 Dezibel). Jetzt wurde festgehalten, wie häufig dem Mitarbeiter, der die Bücher hatte fallen lassen, von den Passanten geholfen wurde (siehe Tab. 6.3).
Eine unangenehme Geräuschkulisse ist ganz eindeutig schwer zu ertragen und hindert uns daran, einem anderen Hilfe zu leisten, auch wenn dieser sie, wie im Fall des Mitarbeiters mit Gipsarm, dringend benötigt.

Unangenehme Geräusche führen dazu, dass wir uns nicht der Situation entsprechend verhalten. Sie beeinträchtigen unsere Hilfsbereitschaft. Manchmal bedarf es nur einer Kleinigkeit, um Menschen davon abzuhalten, anderen Hilfe zu leisten. Korte et al. (1975) haben aufgezeigt, dass allein der Verkehrslärm dazu beitrug, dass weniger Passanten eine vor ihnen auf der Straße laufende Person darauf aufmerksam machten, dass ihr ein Schlüssel aus der Tasche gefallen war. Das ist nichts anderes als ein einfacher Fluchtreflex vor einem unangenehmen Reiz.

Mathews und Canon (1975) haben die Ergebnisse ihrer ersten Studie nämlich in einer zweiten, besser kontrollierten Experimentalsituation bestätigt. Die Versuchsperson wurde zu einem Gespräch ins Labor gebeten. Zunächst forderte man sie auf, noch einen Augenblick im Wartezimmer Platz zu nehmen, wo bereits ein Mitarbeiter des Versuchsleiters saß. Er hielt mehrere Zeitschriften im Arm und las gerade einen Artikel. Je nach Versuchssituation wurde mithilfe eines im Raum versteckten Lautsprechers eine Geräuschkulisse erzeugt (stark, d. h. 85 Dezibel, schwach, d. h. 65 Dezibel), oder es war still. Nach kurzer Zeit betrat der Versuchsleiter den Raum und rief den Mitarbeiter auf. Beim Aufstehen ließ dieser die Zeitschriften fallen. Nun wurde registriert, wie viele der Probanden ihm zu Hilfe eilten. Es stellte sich heraus, dass bei schwachem Lärm 68 % halfen, war es still im Raum, betrug der Anteil 72 %. Bei starkem Lärm aber erwiesen sich nur 37 % als hilfsbereit.

Selbst wenn eine Flucht nicht möglich ist, beeinträchtigt Lärm unsere Hilfsbereitschaft. Das könnte bedeuten, dass sich die Menschen verschließen, um die Wirkung des Lärms zu mildern, doch damit verschließen sie sich auch für das soziale Geschehen um sie herum.

Fazit

Eine laute und unangenehme Geräuschkulisse wirkt sich also negativ auf unser Sozialverhalten aus. Das jedenfalls beweisen diese Experimente. Doch nicht nur unsere Bereitschaft, anderen zu helfen, leidet darunter. Appleyard und Lintell haben beispielsweise bereits 1972 aufgezeigt, dass es den sozialen Beziehungen unter Nachbarn schadet, wenn sie in einer lauten Straße wohnen. Eine solche Atmosphäre fördert bekanntlich auch aggressives Verhalten (Donnerstein und Wilson 1976). Deshalb sind alle Maßnahmen zur Lärmbekämpfung sozialen Interaktionen förderlich. Aus diesen Arbeiten erklärt sich übrigens auch, warum ein Aufenthalt in der Natur eine so wohltuende Wirkung auf die Gesundheit hat. Das konnten wir ja bereits anhand der Forschungen über den Einfluss eines einfachen Waldspazierganges erkennen. Der Wald ist nicht nur schön anzusehen, er ist auch eine Wohltat für unsere Ohren, denn die Geräusche des Waldes oder die dort herrschende Stille bilden einen Gegensatz zu unserer urbanen Umwelt. Das wäre zum Teil eine Erklärung dafür, warum ein Aufenthalt in der Natur uns so gut tut.

35   Mama, ich brauche Ruhe!

Wie wir gesehen haben, ist unangenehmer Stadtlärm wenig förderlich für soziale Interaktionen. Wir wissen auch, dass ein hoher Geräuschpegel unsere Kinder beim Lernen beeinträchtigt und dass alles, was dazu beiträgt, den Umweltlärm

Tab. 6.4   Durchschnittswerte der physiologischen Messungen sowie der Testergebnisse

	Ruhiges Klassenzimmer	Lautes Klassenzimmer
Arterieller Blutdruck (mmHg)		
Diastolisch	86,64	90,09
Systolisch	44,99	48,46
Lesetest	37,85	30,30
Mathematiktest	36,96	34,35

an den Stätten des Lernens einzudämmen, der Gesundheit und dem Wissenserwerb unserer Kinder nützt.

Cohen et al. (1981) führten ihre Studie an einer Schule durch, die in unmittelbarer Nähe einer Hochbahntrasse in Los Angeles lag, auf der täglich 300 Züge (alle 2,5 Minuten ein Zug) mit einem Geräuschpegel von 95 Dezibel verkehrten. Ein Teil der Schüler der zweiten Grundschulklasse wurde in Räumen unterrichtet, in denen sie dem Lärm unmittelbar ausgesetzt waren, die anderen hatten leisere Klassenzimmer. An einem ruhigen Ort wurden die Schüler systematisch untersucht, unter anderem mit Fragebögen und Tests zu ihrem Wissensstand und ihren Fähigkeiten. Außerdem maß man physiologische Parameter, d. h., während die Kinder einen Lese- oder Mathematiktest absolvierten, wurden ihr systolischer und ihr diastolischer Blutdruck gemessen. Die Ergebnisse zeigt Tab. 6.4.

Man konnte feststellen, dass die Leistungen der Kinder, die dem Lärm ausgesetzt waren, schlechter ausfielen und dass ihr Blutdruck, ein Indikator für Stress, höher war.

Fazit

Umweltlärm wirkte sich also negativ auf die kognitiven Leistungen und die physiologischen Werte der Kinder aus, die ihm ausgesetzt waren. Außerdem konnten die Forscher bei ihrer zweijährigen Beobachtung der Kinder nachweisen, dass sich die schädliche Wirkung von Außenlärm mit der Zeit nicht verringerte und dass keine Gewöhnung eintrat. Zudem konnten sie beweisen, dass es die Lage nicht verbesserte, wenn man die Räume gegen Lärm isolierte. Die Lärmdämmung erbrachte nur einen Teilerfolg und führte lediglich bei den jüngsten Schülern zu einer Leistungssteigerung. Das begründet die Vermutung, dass es nicht ausreicht, die Unterrichtsräume gegen Lärm zu isolieren, sondern dass die Kinder auch außerhalb des Klassenzimmers einem solchen Lärm nicht ausgesetzt werden dürften. Der Lärmpegel in unseren Städten müsste demzufolge insgesamt gesenkt werden.

36 Bachgeplätscher und Vogelgezwitscher

Der mit unserer unnatürlichen und urbanen Lebenswelt verbundene Lärm hat also negative Auswirkungen auf den Menschen, eine natürliche Geräuschkulisse kann dagegen sowohl sein Verhalten als auch seine Gesundheit positiv beeinflussen.

Arai et al. (2008) haben eine Studie an Patienten durchgeführt, die sich aufgrund eines Leistenbruchs einem chi-

rurgischen Eingriff unter Periduralanästhesie unterziehen
mussten. Eine Operation ist zwangsläufig ein Angst auslö-
sendes Ereignis, und um den Grad dieser Angst festzustellen, untersuchten die Forscher einen unkonventionellen
Indikator. Sie maßen nämlich, wie viel Speichel die Patienten produzierten. In einer angstvollen Situation pro-
duzieren wir nämlich mehr Speichel als gewöhnlich, und
nach Ansicht der Wissenschaftler ließe sich der Grad der
Angst an der Speichelproduktion ablesen. Die Patienten
wurden in zwei Gruppen unterteilt, von denen der einen
während der Operation natürliche Geräusche vorgespielt
wurden (das Rauschen des Windes, Vogelgezwitscher). Die
andere Gruppe bekam nichts zu hören (Kontrollgruppe).
Bei Ankunft der Patienten im Operationssaal und während
des Vernähens der Wunde wurde ihre Speichelproduktion
gemessen.

Es zeigte sich, dass die Speichelproduktion bei den Patienten, die Naturgeräusche vorgespielt bekommen hatten, vom Zeitpunkt der Ankunft im Operationssaal bis
zur Phase der Wundversorgung zurückging. Bei denen der
Kontrollgruppe war das nicht der Fall. Außerdem stellte
man fest, dass die Patienten der Versuchsgruppe während
des Vernähens der Wunde deutlich weniger Speichel produzierten als die der Kontrollgruppe, obwohl der Speichelfluss bei beiden Patientengruppen beim Eintreffen im
Operationssaal gleich stark gewesen war. Die Naturgeräusche hatten bei den Patienten der Versuchsgruppe zu einem
verminderten Speichelfluss geführt.

Hört ein Patient in einer sehr Angst erregenden Situation
Naturgeräusche, trägt das offenbar dazu bei, ihn zu beruhi-
gen. Die Wissenschaftler erklären sich das mit der äußerst

entspannenden Wirkung solcher Geräusche. Im pflegerischen Bereich sind viele Anwendungsmöglichkeiten für derartige Geräuschkulissen denkbar. Die Forschung hat aber gezeigt, dass auch soziale Beziehungen beeinflusst werden können.

> In einer Studie (Guéguen, in Vorbereitung) haben wir das Wartezimmerexperiment von Mathews und Canon (1975) in leicht abgewandelter Form wiederholt. Auch wir baten eine Versuchsperson, kurz in einem Raum Platz zu nehmen und zu warten, in dem bereits einer unserer Mitarbeiter saß und damit beschäftigt war, seine Vorlesungsunterlagen durchzusehen. Für die eine Gruppe der Probanden wurden keine besonderen Geräusche in dem Raum erzeugt. Einer anderen Gruppe spielten wir das Plätschern von Wasser und Vogelgezwitscher vor, sodass sie sich wie in einem Wald fühlten. Auch in unserem Experiment ließ der Mitarbeiter ungeschickterweise seine Unterlagen beim Aufstehen fallen, als ihn der Versuchsleiter aufrief. Es wurde beobachtet, wie sich die Versuchspersonen verhielten.
>
> In der Kontrollgruppe, die keinerlei Geräusche gehört hatte, halfen ihm 67 % der Probanden, seine Blätter wieder einzusammeln. In der Versuchssituation waren es dagegen 93 %. Eine solche Waldatmosphäre macht uns offensichtlich gegenüber unseren Mitmenschen hilfsbereiter.

Wir können also feststellen, dass nicht nur innerindividuelle Vorgänge (Angst ist etwas, was sich im Innern des Menschen abspielt) von Naturgeräuschen beeinflusst werden, sondern auch interindividuelle Prozesse (wenn wir einem anderen helfen, treten wir unweigerlich in Beziehung zu ihm).

Fazit

Natürliche Umweltgeräusche, wie sie in den geschilderten Arbeiten eingesetzt wurden, haben also eine positive Wirkung auf den Menschen. Dieser Effekt ist sicherlich wieder einmal auf die „beruhigende" Kraft der evozierten Natur zurückzuführen. Es sind viele Möglichkeiten denkbar, die Ergebnisse dieser Forschungsarbeiten in der Praxis anzuwenden, denn es ist viel einfacher, eine solche Geräuschkulisse zu erzeugen als die Natur in Form von Pflanzen visuell zu simulieren. An einem ganz bestimmten Ort höchster Angst ließen sich diese Klangwelten auf jeden Fall ganz wunderbar einsetzen – beim Zahnarzt!

37   Es wird heiß hergehen

„Es wird heiß hergehen", „In dem Augenblick habe ich Rot gesehen", „Er hat gekocht vor Wut"… In zahlreichen Redewendungen wird auf Hitze angespielt und angedeutet, dass sie der Auslöser für ein nicht unbedingt lobenswertes Verhalten sein kann. Schenken wir der Forschung Glauben, hat nämlich die Temperatur einen beträchtlichen Einfluss auf unser Verhalten und unser Urteil. Das Spektrum reicht dabei von Aggressivität bis hin zur Bereitschaft, soziale Beziehungen zu knüpfen. Aber Achtung, die Wirkung von Temperatur ist nicht immer gleich!

> Baron und Ransberger (1978) haben zwei offizielle Quellen aus den Jahren 1967 bis 1981 untersucht, in denen über Szenen kollektiver Ausschreitungen in den USA

Tab. 6.5 Zahl der Ausschreitungen bei unterschiedlicher Außentemperatur

Temperatur (in °C)	Zahl der Ausschreitungen
0–4	1
5–9	2
10–14	6
15–19	7
20–24	22
25–29	21
30–34	24
35–39	2
40–44	1

berichtet wurde. Den Begriff der Ausschreitung definierten die beiden Forscher folgendermaßen: Es mussten Schüsse gefallen oder Wurfgeschosse geschleudert worden sein, die Ereignisse mussten mindestens einen Tag lang angehalten haben, an den Auseinandersetzungen waren Gruppen beteiligt und die Ordnungskräfte mussten einschreiten. Waren all diese Bedingungen erfüllt, durfte der Begriff Ausschreitung verwendet werden. Gleichzeitig informierten sich die beiden Wissenschaftler darüber, wie warm es an den betreffenden Tagen gewesen war. Sie stützten sich dabei auf die für die jeweiligen Orte vorliegenden Wetterdaten. 86 Ausschreitungen konnten sie daraufhin in neun Temperaturkategorien einteilen (siehe Tab. 6.5).

Wie man feststellte, wurden die kollektiven Ausschreitungen durch extreme Außentemperaturen nicht angeheizt (die Reaktion entsprach einer Kurve). Bekanntlich gibt es ja ideale Bade- oder Wohlfühltemperaturen, doch die

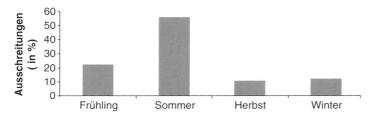

Abb. 6.2   Ausschreitungen je nach Jahreszeit

ideale Temperatur für Ausschreitungen scheint es nicht zu geben.

Die Forscher analysierten die Daten noch ein zweites Mal unter Berücksichtigung der Jahreszeiten. Das Ergebnis gibt Abb. 6.2 wieder.

Verständlich, dass Angehörige der Sicherheitskräfte oder der mobilen Einsatzkräfte der Polizei im Sommer ungern Urlaub nehmen dürfen. Diese Arbeiten wurden übrigens durch andere Arten der Verhaltensmessung bestätigt.

Anderson und Anderson (1984) haben beispielsweise die Polizeiprotokolle von zwei Jahren zu Verbrechen (Vergewaltigung, Mord usw.) untersucht, die jeweils in den Monaten Juni, Juli und August begangen worden waren. Für diesen Zeitraum erkundigten sie sich auch beim Wetterdienst, wie heiß es an den jeweiligen Tagen gewesen war. Es ergab sich eine monotone lineare Relation zwischen der Temperatur und der Anzahl der Straftaten, keine kurvenförmige, wie sie bei den Ausschreitungen zu beobachten gewesen war. Allerdings erfassten Anderson und Anderson in ihrer Studie nur die Sommertemperaturen, und in diesem Zeitraum traten sehr wenige Extreme auf.

Wir stellen demnach fest, dass die Temperatur in einer realen Situation offenbar einen Einfluss auf die Aggressivität ausübt. Problematisch an diesen Studien ist nur, dass sich die eigentliche Ursache schwer kontrollieren lässt. Ist es wirklich die Temperatur, die diese Aggressivität auslöst, oder spielen möglicherweise auch andere Faktoren im Zusammenhang mit ihr eine Rolle? Bei zu großer Kälte oder unerträglicher Hitze wird beispielsweise weniger Alkohol konsumiert, und nicht alkoholisierte Personen begehen seltener Tätlichkeiten. Um den Zusammenhang zwischen Temperatur und Aggressivität zu prüfen, haben Wissenschaftler deshalb Experimente durchgeführt, bei denen sowohl die Temperatur als auch andere Parameter streng kontrolliert wurden.

Baron (1972) ließ zwei Personen, eine davon war sein Mitarbeiter, ein Experiment zum Lernen ausführen. Dabei übernahm der eine die Rolle des Lehrers, der andere schlüpfte in die des Schülers. Durch ein manipuliertes Losverfahren fiel die Rolle des Schülers immer dem Mitarbeiter zu. Der Schüler gab zuvor vereinbarte falsche Antworten und sollte dafür vom Lehrer mit Elektroschocks bestraft werden (diese Stromstöße waren natürlich nur simuliert, aber alles sah sehr echt aus). Die Temperatur in dem Versuchsraum betrug entweder 23,6 °C (Normaltemperatur) oder aber 34,4 °C (Hitze). Tabelle 6.6 zeigt, welche Stromstärken der „Lehrer" einsetzte.

Die normale Temperatur steigerte die Aggressivität, denn die Lehrer teilten nicht nur stärkere, sondern auch länger anhaltende Stromstöße aus. Hohe Temperaturen scheinen dagegen aggressives Verhalten zu bremsen.

Tab. 6.6 Durchschnittliche Werte

Messung	Normaltemperatur	Hitze
Dauer des Schocks	0,47 Sek.	0,38 Sek.
Intensität des Schocks (maximal 4)	2,9	2,2

Diese Daten wurden zwar tagsüber ermittelt, doch die gleichen Wirkungen stellten sich auch nachts ein. Eine laue Nacht mag zwar ideal für ein romantisches Rendezvous sein, aber Schafer et al. (2010) haben aufgezeigt, dass angenehme nächtliche Temperaturen alle Formen von Aggression begünstigen, seien es Überfälle, Diebstähle, Morde, Sexualdelikte oder eheliche Gewalt.

Fazit

Anscheinend besteht ein Zusammenhang zwischen Aggressivität und Temperatur, doch offensichtlich handelt es sich dabei nicht um eine lineare Beziehung. Entgegen der allgemeinen Vorstellung wird Aggressivität durch hohe Temperaturen eher gebremst, wohingegen milde und angenehme Temperaturen ein solches Verhalten offenbar fördern.

38   Achtung Vollmond!

Wird ein schweres Verbrechen in einer Vollmondnacht begangen, melden sich immer gleich etliche Stimmen, die auf diesen Umstand hinweisen. Aus vielen Umfragen wissen wir nämlich, dass die Menschen überzeugt davon sind, dass

Tab. 6.7 Durchschnittliche Zahl der Notrufe

Neumond	Zunehmender Mond	Vollmond	Abnehmender Mond
38,14	40,14	34,36	35,37

der Mond das Verhalten beeinflusst. Für den Sozialpsychologen sind die in der Gesellschaft vorherrschenden Auffassungen das eine, das tatsächliche Verhalten der Menschen aber etwas ganz anderes. Denn in diesem Fall sieht es ganz so aus, als gehe vom Mond überhaupt kein Einfluss aus.

Leflet (1999) hat analysiert, wie viele Straftaten und Verbrechen in einem Zeitraum von zwei Jahren begangen wurden und wie häufig die Feuerwehr alarmiert wurde. In seiner Studie berücksichtigte er die Mondphasen: Neumond, zunehmender Mond, Vollmond, abnehmender Mond. Er gelangte zu den Durchschnittsdaten von Tab. 6.7.

Wie man sieht, ging die Vollmondphase nicht mit vermehrten Notrufen einher, und die Fakten widerlegten die allgemeine Auffassung, auch wenn die Unterschiede nicht signifikant ausfielen. Diese Ergebnisse wurden durch zahlreiche andere Untersuchungen bestätigt, und zwar in etlichen anderen Ländern. Eine sehr umfassende Synthese dieses Thema liefern Rotton und Kelly (1985). Aus einigen Arbeiten ging sogar hervor, dass manche Menschen an ihrem Glauben an die Wirkung des Mondes weiterhin festhielten, obwohl diese sich überhaupt nicht belegen ließ. So hat Reno (1996) beispielsweise untersucht, wie häufig innerhalb von 48 Stunden die Polizei gerufen wurde und wie viele Personen von Rettungsdiensten auf Notfallstationen eingeliefert wurden. Dabei berücksichtigte er jeweils die Zeit zwischen dem höchsten Stand des Mondes und dem Anbruch des nächsten Tages. Es stellte sich heraus, dass überhaupt kein Zusammenhang zwischen dem Mond und den Notrufen bei der Polizei oder den Rettungsdiensten bestand. Trotzdem blieben die Polizisten und das Rettungspersonal bei ihrer Überzeugung, vom Mond gehe eine Wirkung aus. Dieser Glaube ist offensichtlich sehr faktenresistent.

Zwischen der Vollmondphase und einer gesteigerten Aggressivität besteht also absolut kein Zusammenhang, denn weder die Polizei noch die Rettungsdienste wurden häufiger gerufen und hatten also auch nicht mehr zu tun als an anderen Tagen. Diese Tatsache ist durch zahlreiche Studien immer wieder belegt worden. Man hat auch etliche andere Aspekte des menschlichen Verhaltens untersucht, und deshalb weiß man heute, dass der Mond weder die Suizidrate (Martin et al. 1992) noch die der versuchten Suizide (Rogers et al. 1991) beeinflusst, er hat auch keine Auswirkung auf die häusliche Gewalt (Dowling 2005), er macht psychisch Kranke nicht unruhiger und löst auch keine Krisen bei ihnen aus (Owens und McGowan 2006), ebenso wenig steigert er die Aggressivität von Häftlingen und fördert Gefängnisrevolten (Simon 1998). Auch Babys reagieren nicht auf den Mond, denn entgegen der allgemeinen Auffassung werden bei Vollmond nicht mehr Kinder geboren (Martens et al. 1988). Schlechtes Verhalten am Arbeitsplatz oder die Gesundheit von Arbeitnehmern scheinen ebenfalls durch den Vollmond nicht beeinflusst zu werden, denn bei der Zahl der Krankmeldungen von Angestellten war kein

Unterschied zwischen den verschiedenen Mondphasen zu beobachten (Sands und Miller 1991).

Fazit

Anscheinend übt der Mond überhaupt keinen Einfluss auf irgendeinen Aspekt des menschlichen Verhaltens aus. Zahlreiche Autoren gelangen deshalb zu der Überzeugung, dass es sich bei dieser Annahme um einen Aberglauben handelt, an dem die Menschen festhalten. Sie glauben fest daran, dass der Mond einen Einfluss haben muss, weil er so majestätisch dort oben am Himmel steht, weil er seit undenkbaren Zeiten jeden Tag immer wieder verschwindet und stets neu erscheint und den Rhythmus von Tag und Nacht bestimmt. Dieser Glaube wird aber durch die Fakten widerlegt. Es handelt sich tatsächlich um einen Mythos, denn abgesehen davon, dass der Mond aufgrund seiner Gravitationskraft Ebbe und Flut beeinflusst, geht von ihm nachweislich keine Wirkung aus.

Teil 2

Die Förderung von Umwelt-bewusstsein und ökologi-schem Handeln

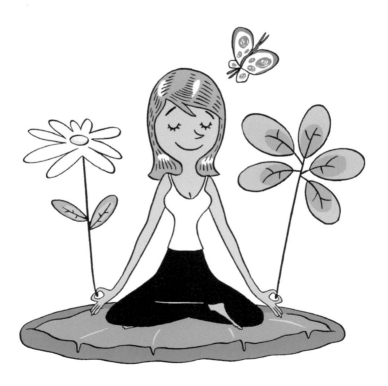

Es steht also fest, Natur in jeglicher Form tut uns in vielerlei Hinsicht gut. Denken wir jedoch an den Zustand unserer heutigen Umwelt, stellen wir fest, dass wir mit ihr nicht entsprechend umgehen. Die durch die Industrialisierung ausgelöste Klimaerwärmung, die Verschmutzung von Luft und Gewässern, das Abholzen der Wälder, der übermäßige Energieverbrauch und die Wasserverschwendung – all das schadet der Umwelt und könnte für sie auf lange Zeit eine Belastung darstellen. Die Natur tut uns gut, und in diesem zweiten Teil unseres Buches wollen wir deshalb dem Leser helfen, ihr dies zu danken. Der eine oder andere ist sich des Zustandes unserer Umwelt stärker bewusst und handelt dementsprechend. Daher fragen wir uns zunächst, welche persönlichen Eigenschaften umweltbewusstes Denken und Handeln fördern. Geschlecht, Alter, Höhe des Einkommens oder politische Einstellung bleiben nicht ohne Auswirkung auf unser Verhältnis zur Natur und die Achtung, mit der wir ihr begegnen. Anschließend befassen wir uns damit, wie die Bevölkerung im Allgemeinen über Umweltfragen informiert und für sie sensibilisiert wird. Wirken sich Werbespots und Zeitungsartikel direkt auf unser Denken und Handeln aus? Außerdem werden wir sehen, dass die Art und Weise, wie Produkte präsentiert werden, einen Einfluss darauf hat, wie ökologisch unsere Entscheidungen ausfallen. Im Anschluss daran wenden wir uns der Effizienz von direkteren Methoden zur Einflussnahme zu, die bereits erprobt sind oder sich noch in der Entwicklungsphase befinden. So werden wir uns beispielsweise mit der Frage auseinandersetzen, wie es sich kurz- oder langfristig auswirken würde, wenn sich umweltbewusstes Handeln finanziell lohnte, indem man etwa Zähler in den Haushalten installierte, die den Energieverbrauch in der realen Zeit messen. Das entspräche in etwa einem Audit, bei dem nicht die Finanzen eines Unternehmens überprüft würden, sondern sein Energieverbrauch. Weiter geht es dann um den Einzelnen innerhalb der Gemeinschaft und darum, wie er sich im Positiven oder Negativen durch das Verhalten der anderen leiten lässt. Wir werden auch sehen, dass das hohe Ansehen, das umweltbewusste Menschen in der Gesellschaft genießen, die Wirksamkeit von Aufklärungskampagnen beeinträchtigen oder sogar die Ergebnisse von Meinungsumfragen verfälschen kann. Anschließend fragen wir uns, wie ganz konkrete Dinge in unserer Umgebung unsere Wahrnehmung und unsere Entscheidungen beeinflussen. Beurteilen wir die Klimaerwärmung anders, wenn in unserem Büro abgestorbene Pflanzen stehen? Und wie sieht es mit der Außentemperatur aus? Aber auch ganz unbedeutende Dinge, die manchmal in gar keinem Zusammenhang mit der Umwelt stehen, wie beispielsweise einige Zeilen aus einem Gedicht über den Tod, können eine ganz erstaunliche Reaktion hervorrufen. Und am Schluss des Buches stellen wir Forschungsarbeiten vor, die sich mit alternativen Möglichkeiten zur Einflussnahme befassen und dabei die Funktionsweise der menschlichen Psyche zugrunde legen. So sollen Veränderungen im Verhalten nicht mehr allein durch Information oder Belohnung erzielt werden, sondern beispielsweise auch durch Freiwilligkeit. Auf diesem Weg wird man anfangs vielleicht nur ein wenig, später aber immer mehr erreichen. Wir sollten unsere Sensibilisierungsmethoden überdenken.

7
Das Profil des typischen Umweltschützers: individuelle Merkmale und umweltbewusstes Denken

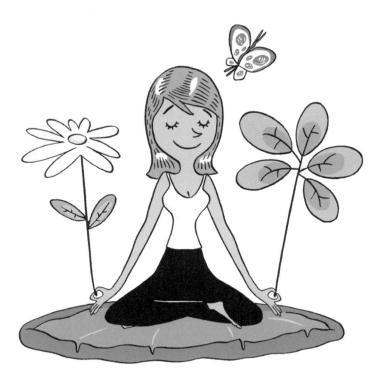

Inhaltsübersicht

39 Warum sagt Ihnen Ihre Frau immer wieder, Sie sollen den Müll trennen?

Jetzt wissen wir es also: Die Männer kommen vom Mars und die Frauen von der Venus. Nun mag man sich fragen, auf welchem dieser beiden Planeten das umweltbewusste Verhalten weiter entwickelt ist. Nach Meinung der Forschung sieht es ganz danach aus, als läge Venus vorn. Die Ursache für diesen Unterschied wollten Zelesny et al. (2000) ergründen.

> An ihrer Studie nahmen ungefähr 1300 Schüler von Grund- und Sekundarschulen teil. Mithilfe eines Fragebogens sollten ihre Einstellung zur Umwelt, ihr Wissen über Umweltfragen, ihre Bereitschaft, bei einem Mülltrennungsprojekt mitzumachen, und ihr persönliches Verantwortungsgefühl in Hinsicht auf den Zustand der Umwelt und die Notwendigkeit, etwas dafür zu tun, ermittelt werden. Es zeigte sich, dass sich die Mädchen größere Sorgen um die Umwelt machten als die Jungen. Sie fühlten sich auch verantwortlicher für die Verbesserung der Umwelt und waren in stärkerem Maß bereit, an dem vorgeschlagenen Mülltrennungsprojekt teilzunehmen.

Frauen sind also bereits im Kindesalter umweltbewusster. Bei ihren weiteren Forschungen fragten sich die Wissenschaftler, ob der Kulturkreis möglicherweise etwas damit zu tun haben könnte.

Deshalb führten sie eine zweite Studie durch, an der dieses Mal 2160 Erwachsene aus 14 europäischen und lateinamerikanischen Ländern sowie aus den USA beteiligt waren. In zehn dieser 14 Länder erwiesen sich wieder die Frauen als umweltbewusster als die Männer (nämlich in Argentinien, Costa Rica, der Dominikanischen Republik, Kanada, Mexiko, Panama, Paraguay, Peru, Spanien und den USA). In elf der 14 Länder verhielten sie sich auch ökologischer (in Argentinien, Costa Rica, Ecuador, Kanada, Mexiko, Paraguay, Peru, Salvador, Spanien, den USA und in Venezuela).

Einige Autoren wie Eagly (1987) oder Gilligan (1982) sind überzeugt, dass die beobachteten Unterschiede zwischen Männern und Frauen auf ihre jeweiligen sozialen Rollen zurückzuführen sind, die bewusst oder unbewusst durch die Erziehung tradiert werden. Ihrer Ansicht nach werden Mädchen stärker dazu erzogen als Jungen, auf die Bedürfnisse anderer einzugehen. Dadurch verhalten sie sich sozialer, einfühlsamer und hilfsbereiter. Das alles aber sind ganz entscheidende Faktoren für das Umweltbewusstsein, denn bekanntlich gilt umweltbewusstes Verhalten als eine Unterkategorie des Altruismus. Männer dagegen sind individualistischer und stärker am Wettbewerb orientiert, Eigenschaften, die sich *a priori* nur schlecht mit der Bewahrung der Umwelt vereinbaren lassen.

Fazit

Umweltbewusstsein hängt also entscheidend vom Geschlecht ab, und das wirft die Frage auf, ob unsere Erziehungsmodelle noch den Problemen gerecht werden, mit denen unsere Kinder einmal konfrontiert sein werden. Daher setzen wir auf Umwelterziehung und verändern die

Lehrpläne. Doch wäre es nicht sehr viel sinnvoller, die Rollenverteilung von Mann und Frau zu hinterfragen? Damit erhielte die Gleichberechtigung der Geschlechter eine ganz neue Komponente und Zielrichtung.

40 Warum ist Opa dagegen?

Aus einigen Untersuchungen geht hervor, dass das Umweltbewusstsein mit zunehmendem Alter abnimmt. Das sei manchen Autoren zufolge durch die physischen, biologischen und vor allem durch die sozialen Veränderungen im Laufe des Lebens zu erklären. Buttel (1979) beispielsweise vertritt die Auffassung, dass Menschen, die sich mit zunehmendem Alter gesellschaftlich immer besser etablieren, dazu neigen, konservativer zu werden und sich gegenüber neuen Ideen – in diesem Fall denen des Umweltschutzes – nicht mehr offen zeigen. Es gibt aber auch noch eine zweite Auffassung, wonach ältere Menschen für Umweltprobleme weniger aufgeschlossen sind, weil sie in ihrer Jugend unter ganz anderen historischen und ökonomischen Bedingungen erzogen und sozialisiert wurden. Zu ihrer Zeit gehörte die Bewahrung der Umwelt nicht unbedingt zu den wichtigsten Anliegen.

Mohai und Twight (1987) haben versucht, die schlüssigste Interpretation für dieses Phänomen zu finden. Mehr als 7000 Personen gaben mithilfe eines Fragebogens Auskunft über ihre Einstellung zur Umwelt und zu den natürlichen Ressourcen, über ihr Wissen in Hinsicht auf Methoden des

Umweltschutzes sowie über ihr gesellschaftliches Engagement, ihren Bildungsgrad und ihr Einkommen.

Die Auswertung ergab einen starken Zusammenhang zwischen dem Alter und der Einstellung zur Umwelt. Allerdings war diese Variable unabhängig von anderen erfassten Parametern, vor allem vom Sozialstatus und dem Einkommen. Im Gegensatz zum Alter verläuft die Entwicklung des Einkommens und des sozialen Status nicht linear. In der Gruppe der 20- bis 24-Jährigen waren sowohl die Einkommen als auch die soziale Stellung eher niedrig (in diesem Alter war aber das Umweltbewusstsein ganz besonders hoch), beides steigerte sich mit der Zeit und erreichte den Höhepunkt etwa im Alter von 40 Jahren. Mit zunehmendem Alter nahm beides wieder ab.

Da nur ein schwacher Zusammenhang zwischen Alter und sozialem Status bestand, lässt sich die mit zunehmendem Alter beobachtete Abnahme des Umweltbewusstseins eher durch das Generationskohortenphänomen erklären. Ältere Menschen wären demnach weniger umweltbewusst, weil sie dazu nicht sozialisiert wurden.

Fazit

Diese Interpretation könnte uns optimistisch in die Zukunft blicken lassen. In unserer Gesellschaft nehmen Umweltfragen einen immer größeren Stellenwert ein, und dieser Auslegung zufolge dürfen wir davon ausgehen, dass sich die kommenden Generationen auf Dauer als umweltbewusster erweisen werden. Aber ist dieser Optimismus auch wirklich berechtigt?

41   Die Kniffe unserer Großmütter

Heißt es nicht, wer viel darüber redet, tut am wenigsten? Die ältesten unter unseren Mitbürgern erklären sich zwar für wenig umweltbewusst, doch wie sieht es mit ihrem Verhalten aus? Lansana (1992) hat sich für den Umgang mit Hausmüll interessiert und dabei festgestellt, dass entgegen allen Erwartungen Menschen zwischen 40 und 64 Jahren ihren Abfall am besten recycelten. Swami et al. (2011) vermuten, dass die Menschen mit zunehmendem Alter den Müll sorgfältiger trennen, weil sie im Laufe der Zeit immer bewusster leben. Carlsson-Kanyama et al. (2005) haben den Energieverbrauch schwedischer Haushalte untersucht.

An der Studie nahmen 600 Haushalte teil. In einem Fragebogen sollten die Bewohner Auskunft über ihre Einstellung zur Umwelt geben sowie darüber, wie sie es mit der Ernährung und dem Wäschewaschen hielten, womit sie sich in der Freizeit beschäftigten und wie sie mit Heizung und Licht umgingen.

Es zeigte sich, dass die Einstellung zur Umwelt das konkrete Verhalten nur wenig beeinflusste. Das Alter dagegen spielte bei bestimmten Praktiken eine signifikante Rolle, und wieder schnitten die Ältesten am besten ab. Es zeigten sich beispielsweise Unterschiede beim Umgang mit der Wäsche und der Reinigung der Wohnung, beim Heizen und beim Lüften. Die ältesten Befragten gaben an, ihre Wäsche mit der Hand zu waschen und ihre Kleidungsstücke zu lüften. Die jüngsten dagegen stellten einfach die Waschmaschine an. Ältere Menschen nahmen im Durchschnitt seltener ein Vollbad und senkten damit ihren Wasserverbrauch (dieser Unterschied mag allerdings auch

dadurch begründet sein, dass in jungen Familien Klein-
kinder leben). Und schließlich heizten ältere Menschen
ihre Wohnungen nicht so stark und lüfteten seltener als
die jungen.

Die Ergebnisse dieser Studie relativieren den Optimismus
des vorangegangenen Abschnitts ein wenig, denn als Erklärung führen die Autoren auch hier den Generationskohor-
teneffekt an.

Fazit

Es trifft sicherlich zu, dass unsere Großeltern nicht umweltbewusst aufgewachsen sind, aber ihre Häuser und Wohnungen wiesen damals auch sehr viel weniger Komfort auf
als unsere heutigen. Deshalb verhalten sie sich der Umwelt
gegenüber verantwortungsbewusster als die jüngeren Generationen, ohne sich dessen unbedingt bewusst zu sein. So
gesehen, sind die Zukunftsaussichten eher pessimistisch. Es
bleibt uns nur die Hoffnung, dass sich die Einstellung der
jungen Leute eines Tages auch in ihrem Handeln äußert.

42   Macht Geld glücklich? Aber gilt das auch für unseren Planeten?

Eine der Variablen, die als Prädiktoren für Umweltbewusstsein herangezogen werden, ist der soziale Status. Nicht jeder ist über den Zustand unserer Umwelt gleichermaßen
besorgt, aber es verfügt auch nicht jeder über die gleichen

finanziellen Mittel. Einige Autoren haben sich deshalb die Frage gestellt, ob das eine mit dem anderen zusammenhängt.

Van Liere und Dunlap (1980) wollten eine stichhaltige Antwort auf diese Frage finden und haben deshalb die Ergebnisse aus 21 Studien analysiert, die dazu in der Zeit von 1968 bis 1980 veröffentlicht worden waren. Genauer gesagt, sie suchten nach drei Referenzvariablen, die etwas über den sozialen Status eines Menschen aussagen: die Höhe des Einkommens, der Bildungsgrad und das gesellschaftliche Ansehen des Berufs.

Es zeigte sich ein positiver und relativ starker Zusammenhang zwischen Umweltbewusstsein und Bildungsgrad. Der Zusammenhang mit der Höhe des Einkommens oder dem beruflichen Prestige fiel zwar ebenfalls positiv, aber schwächer aus.

Die Höhe des Einkommens hat demnach anscheinend keinen großen Einfluss auf das Umweltbewusstsein. Einige Jahre später haben andere Forscher allerdings eine stärkere Verbindung zwischen dieser Variablen und dem Recycling von Müll festgestellt. Vining und Ebreo (1990) und auch Gamba und Oskamp (1994) beobachteten nämlich, dass die Menschen, die über das höchste Einkommen verfügten, ihren Abfall am konsequentesten recycelten.

Shrode und Morris (2008) wiederum konzentrierten ihr Interesse auf die Sorge hinsichtlich der Klimaerwärmung und wollten herausfinden, ob sich die zuvor beobachteten Zusammenhänge zwischen den verschiedenen Variablen verändert hatten. Zu diesem Zweck unterzogen sie die

Daten aus internationalen Umfragen an 4500 Personen unterschiedlichen statistischen Analyseverfahren.

Dabei stellte sich ein starker Zusammenhang zwischen der Höhe des Einkommens und der Besorgnis der Menschen über den Zustand der Umwelt heraus.

Diese Relation ist also möglicherweise im Laufe der Zeit stärker geworden. Zur Erklärung verweisen die Autoren auf die Maslowsche Bedürfnispyramide (1970). Dieser Theorie zufolge wird die Qualität der Umwelt als ein Luxusproblem betrachtet, als ein zusätzliches Bedürfnis, das die Menschen erst dann verspüren und befriedigen wollen, wenn ihre natürlichen Grundbedürfnisse (Nahrung, Wohnung, wirtschaftliche Sicherheit) abgedeckt sind. Menschen in gesellschaftlich angesehenen Berufen können es sich deshalb leisten, der Umwelt mehr Aufmerksamkeit zu widmen. Im Zusammenhang mit dieser Interpretation weisen manche Autoren noch darauf hin, dass Angehörige der gesellschaftlichen Mittel- oder Oberschicht häufiger als andere in einer angenehmen Umgebung leben und deshalb mit Sorge sehen, dass diese gefährdet sein könnte.

Fazit

Der soziale Status eines Menschen kann demnach anscheinend Aufschluss über sein Umweltbewusstsein geben. Außerdem sieht es ganz so aus, als sei der spezifische Einfluss der Einkommenshöhe gestiegen. Es stellt sich nun die Frage, ob unsere heutige Zeit und die Krisen, mit denen wir konfrontiert werden, für das Umweltbewusstsein förderlich sind.

43   Die Grünen und die Unreifen

In Frankreich sind die Ökologen unter den Politikern nicht immer ganz klar einer politischen Richtung zuzuordnen, ganz im Gegensatz zu ihren Sympathisanten. Das jedenfalls belegt die wissenschaftliche Literatur. Buttel und Flinn (1978) haben beispielsweise gezeigt, dass in den USA die Anhänger der Republikaner Umweltreformen mehr Widerstand entgegensetzen als die Wähler der Demokratischen Partei. Aus einer kürzlich von dem Meinungs- und Marktforschungsunternehmen Harris Poll (2007) durchgeführten Umfrage ging hervor, dass 62 % der Republikaner der Klimaerwärmung keine große Bedeutung zumessen.

Hine und Gifford (1991) wollten sehen, wie Menschen auf eine bedrohliche Umweltnachricht reagieren. Sie baten 104 Studenten einen Fragebogen auszufüllen, mit dem ihre politische Einstellung, ihre Meinung zur zunehmenden Gewässerverschmutzung, ihr Umweltengagement sowie ihre Sichtweise von der Bedrohung unserer Umwelt ermittelt werden sollten. Anschließend hörte die Hälfte der Versuchsteilnehmer einen Vortrag über die Verschmutzung der Ozeane und bekam 14 Dias gezeigt, die deren Auswirkung auf die Strände und das Leben im Meer zeigten (am Strand angespülte Medikamentenabfälle, ein Seehund, der sich in einem Fischernetz verfangen hatte, oder verendete Fische). Die andere Hälfte der Teilnehmer dagegen hörte sich einen Vortrag gleicher Länge zur Kritik der postmodernen Architektur an, der ebenfalls mit 14 Diapositiven illustriert wurde. Anschließend sollten die Teilnehmer beider Gruppen einen zweiten Fragebogen ausfüllen, in dem danach gefragt wurde, ob und inwieweit sie bereit wären, sich umweltbewusst

zu verhalten und damit etwas gegen die Verschmutzung der
Meere zu tun (beispielsweise Verschmutzungspraktiken an-
zuzeigen, einen Artikel über das Problem zu lesen oder sich
an illegalen Aktionen zum Kampf gegen die Verschmutzung der Gewässer zu beteiligen).

Und zum Schluss wurden alle Teilnehmer von dem Vertreter einer Umweltschutzorganisation empfangen und gebeten, eine Petition zum Verbot der Müllverklappung in den
Meeren zu unterschreiben, vier Stunden ihrer Zeit zu opfern
und Flugblätter gegen die Verschmutzung zu verteilen oder
die Organisation mit einer Geldspende zu unterstützen.

Es zeigte sich, dass die Studenten, die den Vortrag über
die Bedrohung der Meere gehört hatten, die Absicht bekundeten, sich in Zukunft umweltbewusster zu verhalten,
und dass sie auch häufiger bereit waren, der Organisation
Geld zu spenden. Was die politische Einstellung betraf, so
zeigten sich die eher nach links tendierenden Studenten
stärker bereit, im Interesse der Umwelt zu handeln als ihre
politisch eher konservativen Kommilitonen.

Die politische Ausrichtung hat also einen Einfluss auf das
Umweltbewusstsein. Nach Ansicht von Van Liere und
Dunlap (1980) lässt sich dieses Ergebnis durch drei Elemente stützen. Zum einen verursachen Umweltreformen
Kosten, und die Industrie sowie die Unternehmer (sie tendieren politisch normalerweise nach rechts) neigen dazu,
diese Kosten als sehr hoch einzuschätzen. Zum anderen erfordern derartige Reformen ein verstärktes Eingreifen des
Staates in die Wirtschaft, was den konservativen Vorstellungen der Republikaner widerspricht. Und drittens machen
sie Neuerungen erforderlich, die potenziell das bestehende
ökonomische Gleichgewicht erschüttern könnten.

Fazit

Die Sorgen um den Schutz der Umwelt geraten also mit wirtschaftlichen Interessen in Konflikt. Wenn Sie wissen wollen, ob Ihr Gesprächspartner für ökologische Argumente empfänglich ist, fragen Sie ihn doch einfach, welcher Partei er bei den letzten Wahlen seine Stimme gegeben hat. Möglicherweise sollten Sie sich dann mit ihm lieber über den Wetterbericht unterhalten anstatt über die Klimaerwärmung!

44 In der Stadt wie auf dem Land

Im April 2008 haben die Vereinten Nationen ein Kommuniqué veröffentlicht, wonach zum ersten Mal in der Geschichte ebenso viele Menschen in Städten leben wie auf dem Land, nämlich jeweils 3,4 Milliarden. Die ersten Studien, die im Wohnort einen Prädiktor für ökologisches Denken und Handeln sahen (Tremblay und Dunlap 1978), waren zu dem Ergebnis gelangt, dass sich Stadtbewohner mehr für Umweltfragen interessieren und umweltbewusster handeln. Als Erklärung wurde unter anderem das in den Städten normalerweise höhere Bildungsniveau angeführt, aber auch die Höhe des Einkommens oder die Tatsache, dass Städter Umweltschäden, wie etwa der Luftverschmutzung, stärker ausgesetzt sind als Menschen auf dem Lande. Huddart-Kennedy et al. (2009) haben sich gefragt, ob sich inzwischen der Unterschied zwischen diesen beiden Bevölkerungsgruppen noch vergrößert oder im Gegenteil mit der Zeit ausgeglichen hat.

Tab 7.1   Stadt- und Landbewohner

	Wohnort Land	Wohnort Stadt
Umweltdenken	54,74	55,36
Umweltbewusstes Handeln		
Senkung des Verbrauchs	11,18	11,41
Recycling	7,91	7,54
Eigene Umweltmaßnahmen	4,80	3,83
Handeln in der Öffentlichkeit	1,63	1,50

5794 Stadt- und Landbewohner wurden gebeten, einen Fragebogen auszufüllen. Außer für den aktuellen Wohnort interessierten sich die Autoren der Studie dafür, in welcher Umgebung die Befragten aufgewachsen waren, ob auf dem Land oder in der Stadt. Die vorgegebenen Variablen bezogen sich auf ihre Haltung und ihr Verhalten gegenüber der Umwelt. Die Autoren der Studie vermuteten, dass in früheren Untersuchungen die Fragen nach dem Verhalten möglicherweise nicht eindeutig genug waren, und bemühten sich deshalb, ihre Fragen ganz speziell auf das Leben in der Stadt (zum Beispiel die Nutzung öffentlicher Verkehrsmittel) oder auf dem Land (etwa das Pflanzen von Bäumen auf dem eigenen Grundstück) bzw. auf beide Lebensräume abzustimmen (wie die Senkung des Energieverbrauchs). Die Verhaltensweisen wurden in vier Kategorien eingeteilt: „verringerter Verbrauch" (Wasser, Energie), „Recycling" (Mülltrennung, Kompostieren, Wiederverwendung von Materialien usw.), „eigene Umweltmaßnahmen" (Anlegen eines Gemüse- oder Obstgartens, Wiederherstellung von Naturräumen) und „Handeln in der Öffentlichkeit" (Stellungnahmen, Demonstrationen). Tabelle 7.1 zeigt die Ergebnisse.

Die Unterschiede zwischen den beiden Bevölkerungsgruppen fielen minimal aus. Statistisch gesehen unterschieden sich beide Populationen in ihrem Umweltdenken nicht, beim konkreten Verhalten zeigte sich im Gegensatz zu den früheren Untersuchungen jedoch ein geringer Vorsprung für die Landbevölkerung. Denn die Landbewohner recycelten konsequenter, bewiesen mehr eigene Initiative und traten häufiger in der Öffentlichkeit auf.

Der Ort, an dem die Befragten aufgewachsen waren und ihre Sozialisation erfahren hatten, spielte dagegen für das Umweltdenken und -handeln anscheinend nur eine geringe Rolle. Die Autoren stellten lediglich einen einzigen Unterschied fest: Personen, die in der Stadt groß geworden waren und zum Zeitpunkt der Befragung auf dem Land lebten, gaben häufiger an, sich am Recycling zu beteiligen als solche, die ihre Kindheit in der Stadt verbracht hatten und immer noch in einem städtischen Umfeld lebten.

Dieser Studie zufolge scheint sich die Tendenz zu wenden. Die ländliche Bevölkerung unterscheidet sich nicht mehr so stark von den Städtern, ja, in manchen Bereichen engagiert sie sich sogar stärker für den Umweltschutz. Nach Ansicht der Autoren spielte es für dieses Ergebnis eine wichtige Rolle, dass zusätzliche (speziell auf das Landleben abgestimmte) Aktivitäten mit berücksichtigt wurden. Andere Autoren wie Jones et al. (2003) geben zu bedenken, dass der Zuzug von Städtern aufs Land ebenfalls zu diesem Effekt beigetragen haben könnte. Diese „neuen Landbewohner" sind in der Regel gebildeter, verfügen über ein höheres Einkommen und entsprechen somit dem Profil des typischen Umweltschützers. Der Umzug aufs Land könnte auch ihrem Wunsch entsprechen, nach ihren persönlichen

Wertvorstellungen zu leben. Sie möchten ein möglichst naturnahes Leben führen und sind deshalb engagierter dabei, die Natur zu schützen.

Fazit

Die jüngsten Studien zu diesem Thema haben ergeben, dass sich der Unterschied zwischen Stadt- und Landbevölkerung verringert hat. Es hat vielmehr den Anschein, als seien es der Ort, an dem ein Mensch lebt, und die damit verbundenen Zwänge und Möglichkeiten, die sein Umweltbewusstsein bestimmen. Wäre es deshalb nicht möglich, differenzierte, zielgerichtete Kommunikationskampagnen ins Auge zu fassen?

45   Den Erbanlagen auf der Spur

Das liegt in seinem Wesen, er ist nun einmal so! Von frühester Kindheit an wird die Persönlichkeit eines Menschen herangezogen, um sein Verhalten zu erklären. Sie lässt sich theoretisch anhand von fünf großen Dimensionen bestimmen: 1) „Extraversion", d. h. Spontaneität, Energie und positive Emotionen, 2) „Neurotizismus", dazu zählen Angst, Reizbarkeit und Stimmungsschwankungen, 3) „Verträglichkeit", also Einfühlungsvermögen und Interesse an anderen, 4) „Gewissenhaftigkeit" bzw. Verantwortungsgefühl und Selbstdisziplin und 5) „Offenheit für Erfahrungen", also Neugier, Fantasie und Interesse für neue Ideen. Mit Persönlichkeitstests lassen sich diese unterschiedlichen Dimensio-

nen messen. Doch welcher Persönlichkeitstyp macht sich
denn nun die größten Sorgen um den Zustand unseres Planeten?

Hirsh und Dolberman (2007) wollten messen, ob es
einen Zusammenhang zwischen bestimmten Persönlich-
keitstraits und zwei Werten gab, die sich *a priori* wider-
sprechen, nämlich dem Materialismus einerseits, also
dem Streben nach dem Besitz materieller Güter, und
dem Umweltbewusstsein andererseits, also dem Wunsch,
die natürlichen Ressourcen zu bewahren und eine nachhaltige Entwicklung anzustreben. 106 Studenten wurden
deshalb gebeten, mithilfe von Skalen Angaben über ihre
Einstellung zu Umweltfragen zu machen und anzugeben,
welche von etwa 40 verschiedenen Verhaltensweisen auf
sie zutrafen. Einige waren eindeutig materialistischer Art,
andere dagegen zielten auf den Schutz der Umwelt ab. Anschließend sollten sie sich einem Persönlichkeitstest unterziehen, mit dem die oben genannten fünf Dimensionen
gemessen wurden.
   Es ergab sich ein negativer Zusammenhang zwischen
der Dimension „Verträglichkeit" und den materialisti-
schen Werten, dafür aber korrelierte die Verträglichkeit
positiv mit dem Umweltdenken. Außerdem zeigte sich ein
positiver Zusammenhang zwischen der „Offenheit für Erfahrungen" und der Sorge um die Umwelt. Einfühlsame,
kooperative oder für neue Erfahrungen und neue Ideen
offene Menschen neigen also offensichtlich stärker dazu,
sich um den Zustand der Umwelt zu kümmern als miss-
trauische und wettbewerbsorientierte Persönlichkeiten
(die in der Dimension „Verträglichkeit" niedrige Werte
erzielten).

Die Tatsache, dass umweltbewusstes Verhalten als eine spezifische Kategorie altruistischer Verhaltensweisen eingestuft wird, könnte eine Erklärung für den beobachteten Zusammenhang zwischen der Dimension „Verträglichkeit" und dem Umweltbewusstsein sein. Weniger leicht nachvollziehbar ist allerdings die Auffassung der Autoren, wonach der Grund für den Zusammenhang von „Offenheit für Erfahrungen" und Umweltbewusstsein in der besonderen ästhetischen Vorliebe von Menschen liegen könnte, die in dieser Dimension hohe Werte erzielen. Ihr ästhetisches Empfinden bewirke möglicherweise, dass sie die Natur intensiver erleben und diese daher bereichern und noch attraktiver gestalten wollen und sich deshalb Sorgen über ihren derzeitigen Zustand machen.

Gibt es eine Persönlichkeit für das Denken und eine für das Verhalten?

Auch Swami et al. (2010) interessierten sich für die Frage, ob die Persönlichkeit das Verhältnis zur Umwelt beeinflusst. Sie konzentrierten sich dabei aber ganz besonders auf den Umgang mit Müll. Würden sich dieselben Zusammenhänge zeigen?

An ihrer Studie nahmen 203 Versuchspersonen teil, die sie auf Londoner Straßen angesprochen und gebeten hatten, sich einem Persönlichkeitstest zu unterziehen und einen Fragebogen zu ihrem Umgang mit dem Hausmüll auszufüllen. Dabei ging es um das Recycling, um die Wiederverwertung von Materialien und die Abfallvermeidung bereits beim Einkauf (Kauf nicht aufwendig verpackter Produkte).

Es zeigte sich kein Zusammenhang zwischen der Kategorie „Verträglichkeit" und dem Umgang der Menschen mit ihrem Abfall. Dagegen schien die „Gewissenhaftigkeit" ein Prädiktor zu sein für die Praxis der Mülltrennung, die Wiederverwertung von Materialien und die Abfallvermeidung bereits beim Einkauf.

Nach Ansicht der Autoren sind Menschen mit hohen Werten in der Dimension „Gewissenhaftigkeit" ganz besonders bestrebt, im Einklang mit ihren Wertvorstellungen zu leben. Sie sind umweltbewusst und deshalb daran interessiert, dies auch in die Praxis umzusetzen. Außerdem sind solche Menschen selbstdiszipliniert und gut organisiert, was ihnen hilft, dauerhaft ihren Werten entsprechend zu handeln.

Fazit

Die Persönlichkeit eines Menschen beeinflusst sein Umweltdenken und -handeln. Erstaunlicher ist aber, dass bestimmte Dimensionen einer Persönlichkeit dazu herangezogen werden können, die eine oder andere der betrachteten Variablen zu erklären. Existiert wohl ein Mensch, der in seiner Persönlichkeit die Dimensionen „Verträglichkeit", „Offenheit für Erfahrungen" und „Gewissenhaftigkeit" vereint? Gibt es so einen sympathischen, aufgeschlossenen und verantwortungsbewussten Kerl – also den idealen Menschen schlechthin?

46 Connected people

*In Einklang mit der Natur leben, kommunizieren, sich ver-
bunden fühlen.* Solche Formeln hört man immer wieder,
und dabei wird auch stets ins Spiel gebracht, dass jeder
Mensch für einen anderen da sein sollte. Können wir ein
Verhältnis zur Umwelt entwickeln, das dem einer Beziehung zweier Menschen zueinander entspricht? Und wenn
ja, ließen sich auf der Grundlage eines solchen Verhältnisses
Voraussagen über das Umweltdenken und -handeln eines
Menschen treffen?

Um eine Antwort auf diese Frage zu geben, haben Davis
et al. (2009) eine Studie mit 71 kalifornischen Studenten
durchgeführt. Das Verhältnis Individuum – Umwelt wurde mithilfe zweier Skalen gemessen. Bei der einen handelte
es sich um eine adaptierte Form einer Skala zur Messung
der zwischenmenschlichen Beziehungen und der Inklusion des jeweils anderen im „ICH". Sie bestand aus einer
Serie von zwei Kreisen, die das Individuum („ICH") und
die Umwelt („NATUR") in unterschiedlichen Konstellationen zeigten. In der ersten Abbildung berührten sich die
beiden Kreise nur, in der letzten waren sie fast deckungs-
gleich übereinander geschoben. Die Versuchspersonen
sollten angeben, welche der Konstellationen ihr Verhältnis
zur Umwelt am besten wiedergab. Bei der zweiten Skala
handelte es sich um eine adaptierte Form eines Tests zur
Messung des persönlichen Engagements in einer Liebesbe-
ziehung. Dabei sollten die Probanden angeben, inwieweit
sie bestimmten Aussagen zustimmen konnten oder nicht.
So wurde zum Beispiel die Aussage „Ich fühle mich unserer Beziehung sehr verbunden" umformuliert in „Ich fühle

mich der Umwelt sehr verbunden". Aus „Ich möchte, dass
unsere Beziehung lange hält" wurde „Ich wünsche mir, dass
mein Verhältnis zur Umwelt im Laufe der Zeit intensiver
wird". Und schließlich sollten die Versuchspersonen Angaben zu ihrem eigenen Umweltschutzverhalten machen.
Erfasst wurden dabei verschiedene Kategorien: Energieverbrauch, Transport und Mobilität, Konsumgewohnheiten,
Recyclingpraxis usw. Außerdem fragte man sie nach ihrer
Einstellung zur Umwelt.

Das Engagement für die Umwelt sowie ihre Inklusion
ins eigene „Ich" erwiesen sich als gute Prädiktoren dafür,
wie sich die Probanden verhielten, zumindest ihren eigenen Angaben nach. Die Relationen waren positiv und in
hohem Maße signifikant.

Diese Ergebnisse, die übrigens 2004 von Schultz et al. bestätigt wurden, ergaben außerdem, dass derart verbundene
Menschen aus einem ganz anderen Blickwinkel heraus handeln. Sie fragen sich nicht nur, welche Folgen der Zustand
der Umwelt für sie persönlich oder für die anderen Menschen hat, sondern ihnen liegt das Wohl der Umwelt an
sich und das aller Lebewesen am Herzen (einschließlich der
Tiere und Pflanzen).

Fazit

Manche Menschen pflegen also zur Umwelt ein ebenso in-
tensives Verhältnis wie zu einem anderen Menschen. So wie
man seinen Liebsten oder seine Liebste umsorgt, kümmern
sich solche Menschen um die Natur. Das geht so weit, dass
sie ihr mit Empathie begegnen. In den Studien zu Liebes-
beziehungen unterschied man drei ausschlaggebende Fak-

toren: 1) die persönliche Einbringung in die Beziehung, 2) die Befriedigung und 3) die Existenz von Alternativen. Mit anderen Worten, je mehr man sich in eine Beziehung einbringt, umso positiver wird sie empfunden, und je mehr man seinen Partner/seine Partnerin liebt, umso weniger Alternativen existieren. Sind die entscheidenden Faktoren hier dieselben? Unwichtig. Liebe Frau Natur, wollen Sie mich heiraten?

8

Sensibilisierung für Umweltfragen und Präsentation der Umweltinformationen

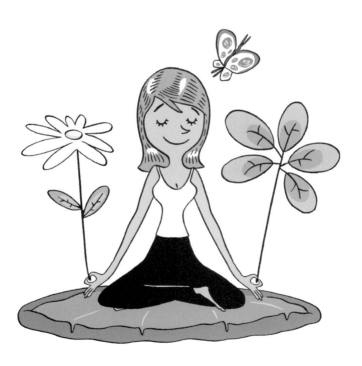

Inhaltsübersicht

47   Wenn man immer nur das hört, was man hören will

Die meisten Informationen über unsere Umwelt erhalten wir durch die Medien: über Zeitungen, Rundfunk- und Fernsehsendungen oder das Internet. Doch bei der Flut der verschiedenen und manchmal widersprüchlichen Aussagen ist es gelegentlich schwierig, die vereinfachenden und falschen auszusortieren. Damit eine Botschaft unsere Einstellung und später möglicherweise unser Handeln beeinflusst, muss sie vor allem einmal glaubwürdig sein. Das jedenfalls geht aus den Untersuchungen von Howland und Mandel (1952) oder aus den neueren Studien von Priester und Petty (2003) hervor. Meijnders et al. (2009) wollten herausfinden, welche Faktoren geeignet sind, die Glaubwürdigkeit einer Information über genetisch veränderte Lebensmittel zu erhöhen.

Sie forderten Studenten auf, an einer Studie über innovative Produkte teilzunehmen. Zunächst einmal wurden sie gebeten zu sagen, was sie von verschiedenen Konsumgütern hielten, unter anderem von einem genetisch veränderten Apfel, dessen Verzehr der Entstehung von Karies vorbeugen sollte. Anschließend gab man ihnen einen Artikel zu lesen und machte einige Angaben über die Seriosität seines Verfassers. Entweder wurde den Probanden mitgeteilt, es handele sich um einen renommierten Wissenschaftsjournalisten, der für eine große nationale Zeitung schreibe und bereits für seine kritischen Analysen ausgezeichnet worden sei, oder aber es hieß, der Verfasser sei Praktikant bei einem Lokalblatt und normalerweise zuständig für den Lokal-

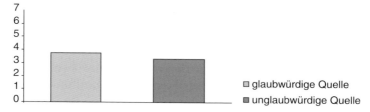

Abb. 8.1 Glaubwürdigkeit des Artikels

und Gesellschaftsteil, außerdem arbeite er halbtags für eine Biotechnologiefirma. Am Ende des Artikels gelangte der Autor entweder zu einer positiven oder zu einer negativen Beurteilung des vorgestellten Produktes. Nun wurde gemessen, wie viel Glauben die Leser dem Artikel schenkten. Die Ergebnisse zeigt Abb. 8.1.

Es überraschte nicht, dass die Studenten dem Artikel des angeblichen Praktikanten, der außerdem halbtags in einem Biotechnologiebetrieb beschäftigt war, weniger Vertrauen schenkten als dem gleichen Artikel aus der Feder eines kompetenten und kritischen Journalisten. Erstaunlicher war vielmehr, dass nicht allein die Kompetenz des Verfassers eine Rolle für die Glaubwürdigkeit spielte, sondern auch, ob er die eigene positive oder ablehnende Einstellung des Lesers teilte. Werfen Sie einen Blick auf Tab. 8.1.

Wenn der Leser schon vorher die gleiche Meinung vertrat wie die, zu der der Autor am Ende seines Artikels gelangte, schenkte er der Information mehr Vertrauen.

Nicht nur die Tatsache, ob eine Information aus einer sachverständigen Quelle stammt, beeinflusst ihre Wirkung,

Tab. 8.1 Glaubwürdigkeit des Artikels

	Positive Haltung des Autors	Negative Haltung des Autors
Positive Einstellung des Lesers	3,84	3,61
Negative Einstellung des Lesers	3,23	3,64

sondern auch andere Dinge, wie in diesem Fall die Übereinstimmung der Meinung des Verfassers mit der des Lesers. Man weiß, dass der Mensch normalerweise bemüht ist, mit seinen kognitiven Ressourcen sparsam umzugehen, um möglichst viele Informationen verarbeiten zu können. Dabei kann es geschehen, dass er Nebensächlichkeiten im Zusammenhang mit einer Botschaft stärker berücksichtigt als den Inhalt der Botschaft an sich. Außerdem ist der Mensch bekanntlich bestrebt, seinen Standpunkt mit der Zeit zu festigen. Das würde bedeuten, dass die Leser, die sich in diesem Experiment auf die Übereinstimmung der Meinungen stützten, einer tiefer gehenden Auseinandersetzung mit der eigentlichen Information und somit einer Infragestellung ihrer eigenen Position aus dem Weg gingen.

Fazit

Unsere Fähigkeiten, aufmerksam zu sein und nachzudenken, sind begrenzt. Um mit der exponentiell wachsenden Menge an Informationen fertig zu werden, setzen wir deshalb bestimmte kognitive Strategien ein. Diese sind zwar mehr oder weniger sachdienlich, doch anscheinend bleibt dabei gelegentlich das rationale Denken auf der Strecke.

Man sollte daher nicht unterschätzen, welche Wirkung Hinweise entfalten können, die uns zusammen mit einer Botschaft sozusagen am Rande vermittelt werden.

48   Reality-TV

In den Medien wurde früher allein für Konsumgüter geworben, doch inzwischen hat auch die Sensibilisierung für Probleme des Umweltschutzes Einzug in diesen Bereich gehalten. Solche Kampagnen beruhen auf dem einleuchtenden Prinzip, dass Verhaltensweisen von Ideen bestimmt werden, und dienen deshalb allein dem Ziel, die Einstellung der Menschen zu verändern. Die Forschung hat nun allerdings den Nachweis erbracht, dass Einstellungen und Verhaltensweisen nur schwach miteinander zusammenhängen. Man verändert letztendlich tatsächlich nichts weiter als die Einstellungen, wenn man sich allein auf sie konzentriert (Staats et al. 1996). Solche Kampagnen könnten aber durchaus erfolgreich sein, wenn man bei ihrer Konzeption einige psychologische Prinzipien berücksichtigte. Winett et al. (1985) haben die Effizienz von so genannten Werbebotschaften mit Modellcharakter überprüft.

An dem Versuch nahmen 150 Mittelschichthaushalte teil. Einige von ihnen wurden gebeten, sich eine 20-minütige Fernsehserie anzuschauen, die im Kabelprogramm ausgestrahlt wurde. Die Sendung trug den Titel „Sommerbrise" und war ganz speziell für diese Zielgruppe konzipiert und zuvor getestet worden. In regelmäßigen Abständen zeigte sie ein Ehepaar, das der Zuschauerzielgruppe ähnelte (in

Alter, Kleidungsstil, Wohnung, Beschäftigung). Dieses Paar hatte als Reaktion auf die letzte Stromrechnung beschlossen, seinen Energieverbrauch zu drosseln. Ein älteres Nachbarpaar bestärkte die beiden in ihrem Entschluss und schlug Möglichkeiten vor, wie dieses Ziel erreicht werden könnte, ohne dabei den Komfort einzuschränken. Diese didaktische Serie beleuchtete die Verhaltensweisen des Paares im Einzelnen. Es wurde immer wieder an die ins Auge gefassten Lösungen erinnert und am Schluss stand eine Zusammenfassung der einzelnen Schritte, die hierfür zu tun waren.

Fünf verschiedene Versuchskonstellationen wurden nun miteinander verglichen. In der „Kontrollgruppe" wurde der Stromzähler der Familien ohne deren Wissen abgelesen. In der Gruppe „Kontrolle plus Kontakt" wurden Fragebögen an die Haushalte ausgegeben, um das ökologische Wissen der Bewohner und ihr Konsumverhalten zu ermitteln. Unter der Bedingung „Medien – ohne Kontakt" wurden die Teilnehmer telefonisch oder per Post gebeten, die Fernsehserie anzuschauen. Unter der Bedingung „Medien – Kontakt" forderte man sie auf, sowohl die Serie zu verfolgen als auch den oben erwähnten Fragebogen auszufüllen. Und unter der Bedingung „Medien – direkter Kontakt" erhielten die Versuchshaushalte unmittelbar nach der Ausstrahlung der Sendung den Besuch eines Versuchsleiters, der ihnen das Vorgehen noch einmal erläuterte und ihnen Ratschläge gab, wie sie ihren Energieverbrauch senken konnten. Wie die Familien jeweils reagierten, zeigt Tab. 8.2.

Die Sendung wirkte sich, wie man sieht, auf alle Haushalte positiv aus, denn im Schnitt gelang es allen, ihren Verbrauch um ca. zehn Prozent zu senken. Dass unter der Bedingung „Medien – ohne Kontakt" (statistisch gesehen)

Tab. 8.2 Tatsächliche Energieeinsparung je nach Versuchsbedingung

	Energieeinsparung
Medien – ohne Kontakt	11 %
Medien – Kontakt	7,4 %
Medien – direkter Kontakt	8,2 %

ebenso große Erfolge erzielt wurden wie unter den anderen Versuchsbedingungen beweist, dass die Wirkung tatsächlich von der Werbesendung ausging und nicht auf den mehr oder weniger intensiven Kontakt im Anschluss daran zurückzuführen war. Die Analyse der Fragebögen wies in die gleiche Richtung und ergab, dass die Probanden aus den Gruppen „Medien – Kontakt" und „Medien – direkter Kontakt" ihr Umweltwissen erweitert und verglichen mit den Personen aus den entsprechenden Kontrollgruppen auch ihr Konsumverhalten geändert hatten.

Bei der Konzeption der Serie „Sommerbrise" hatte man sich auf die ursprünglich an Kindern entwickelte Theorie vom sozialen Lernen (Bandura 1977) gestützt. Dieser Theorie zufolge ist es eine besonders gute Möglichkeit, neue Kompetenzen zu erwerben, das Verhalten uns ähnlicher Personen zu beobachten. Die Überlegung war ganz einfach: Wenn der andere, der mir ähnelt, in der Lage ist, das zu tun, dann schaffe ich das auch. Das Ehepaar in der Fernsehserie diente also als Referenzmodell. Mit seinem Vorsatz Energie einzusparen, hat es die Zuschauer, die sich mit ihm identifizieren konnten, angesteckt.

Fazit

Analysiert man, was immer noch selten geschieht, die Kampagnen in den Massenmedien, so zeigt sich, dass deren Wirkung auf das Verhalten der Zuschauer nur beschränkt oder gleich null ist. Die Ergebnisse der oben geschilderten Studie beweisen jedoch, dass es auch anders sein kann. Leider stützt man sich bei der Konzeption solcher Kampagnen vorzugsweise auf die originellen Ideen ihrer Urheber und nicht auf die wissenschaftlichen Erkenntnisse über die Funktionsweise des Menschen.

49 Buh!!!!

Stürmisches Wetter. Subjektiver Blick durch die Gasmaske des Protagonisten. Er geht eine Allee hinunter in Richtung Meer. Ein Schild: „Betreten des Strandes verboten!" Vollansicht des Protagonisten im Strahlenschutzanzug. Auf dem ölverschmutzten Strand greift er sich ein Surfbrett. Er schreitet weiter in Richtung Wasser. Schwarzer Hintergrund, dramatische Musik. „Stoppt den Wahnsinn!"

Eine Strategie, um Menschen für potenzielle Gefahren und den Schutz dagegen zu sensibilisieren, besteht darin, „Angst" zu erzeugen. In diesem Beispiel wollte die Vereinigung „Surfrider" so auf das Thema Umweltverschmutzung aufmerksam machen. Am häufigsten findet diese Strategie jedoch Anwendung im Bereich der Gesundheit. Hine und Gifford (1991) konnten nachweisen, dass eine bedrohliche Botschaft über die Gewässerverschmutzung die Menschen nachhaltiger beeinflusste, etwas dagegen zu tun, als eine

Tab. 8.3   Beabsichtigte Energieeinsparung je nach Höhe der beschriebenen Gefahr

	Große Gefahr	Geringe Gefahr
Vorsatz, Energie zu sparen	7,9	6,8

neutrale und distanzierte Information. Hass, Bagley und Rogers (1975) wollten herausfinden, wie sich unterschiedlich starke Angst auf die gute Absicht von Menschen auswirkt, mit ihrem eigenen Handeln einer drohenden Energiekrise entgegenzuwirken.

Bei dem Experiment, das mit Studenten im Labor durchgeführt wurde, sollte Angst in unterschiedlichem Grad erzeugt werden. Gleichzeitig wurde deutlich auf die Möglichkeit hingewiesen, dass das betreffende Ereignis durchaus eintreten könnte. In beiden Versuchskonstellationen sollten die Probanden einen Text lesen und anschließend sagen, ob sie sich nach der Lektüre vorgenommen hätten, weniger Energie zu verbrauchen. Unter der Bedingung „höchste Gefahr" beschrieb der mit Farbfotos illustrierte Text auf dramatische Weise die verheerenden Folgen einer Energiekrise, etwa Schwindel erregende Preissteigerungen bei Treibstoffen und Produkten des täglichen Bedarfs, unendlich lange Schlangen vor den Tankstellen und all die sich daraus ergebenden Konflikte. Unter der Bedingung „eher geringe Gefahr" hätte eine solche Krise dem Text zufolge letztendlich nur geringe Auswirkungen auf die Lebensgewohnheiten der Menschen, und die oben beschriebenen Konsequenzen sah der Autor als nicht sehr gravierend an. Die Ergebnisse können Sie Tab. 8.3 entnehmen.

Wie erwartet, hatte der Grad der heraufbeschworenen Gefahr offenbar einen Einfluss auf die guten Vorsätze der

Probanden. Die Studenten, die den Artikel über die verheerenden Folgen einer Energiekrise lesen mussten, erklärten sich stärker bereit, ihren Energiekonsum einzuschränken, als diejenigen, denen die Konsequenzen einer solchen Krise weniger drastisch geschildert worden waren.

Bisher gibt es erst wenige Studien darüber, wie diese Strategie auf dem Gebiet des Umweltschutzes wirkt. Die Untersuchungen aus dem Gesundheitsbereich erlauben jedoch eine positive Prognose. Mit der Erzeugung von Angst erreicht man einen optimalen Effekt, sofern drei Elemente zusammenkommen: Bilder, die eine mäßige bis starke Angst auslösen, eine Information über die hohe Wahrscheinlichkeit, dass das betreffende Ereignis eintritt, sowie konkrete und wirksame Empfehlungen, wie sich ein solches Ereignis verhindern lässt. Bei den über die Medien verbreiteten Botschaften ist das leider nicht oft der Fall. Zwar erzeugen sie im Allgemeinen einen angemessenen Grad an Befürchtungen, doch mangelt es ihnen häufig an konkreten und erwiesenermaßen effizienten Empfehlungen. Entweder fehlen diese ganz oder sie sind so abstrakt und schwer umzusetzen, dass sie dem Empfänger der Botschaft allenfalls helfen mit seiner Angst umzugehen, nicht aber, etwas gegen die eigentliche Gefahr zu unternehmen. Der Einzelne richtet dann seine ganze Kraft darauf aus, die Botschaft zu vergessen oder die Gefahr zu verdrängen.

Fazit

Die Sensibilisierung mithilfe schockierender Bilder löst mit Sicherheit eine emotionale Reaktion beim Empfänger aus.

Führt diese aber nicht zu dem erwarteten Handeln oder den erwünschten Verhaltensweisen, ist sie nur von geringem Interesse. Will man mit angsterregenden Informationen nicht nur negative Emotionen hervorrufen, so sollte man die Erkenntnisse aus der psychologischen Fachliteratur stärker berücksichtigen, denn es reicht nicht, allein zu schockieren, man muss es auch auf sinnvolle Weise tun!

50 Sinn oder Unsinn von Ökotest-Zertifikaten

Beim Einkaufen ist es nicht immer leicht, aus der Menge der angebotenen Produkte diejenigen auszuwählen, die unseren persönlichen Wertvorstellungen entsprechen und uns vollkommen zufriedenstellen. Um uns dabei zu helfen, eine verantwortungsbewusste ökologische Wahl zu treffen, gibt es seit einiger Zeit Ökotest-Zertifikate. Sie informieren über die Umweltverträglichkeit des Produkts, seine Herstellungsweise, seine Verwendung oder Wiederverwertbarkeit nach Gebrauch. Einer Studie von Magnusson et al. (2001) zufolge sind sich 67 % der Menschen darin einig, dass es gut, klug und wichtig ist, Produkte mit dem Ökotestsiegel zu kaufen. Aus der Studie ging aber auch hervor, dass sich nur acht Prozent der Befragten bei ihrem täglichen Einkauf tatsächlich an ihre Überzeugung hielten. Da mit Ökotestsiegeln im Allgemeinen besonders umweltfreundliche Produkte ausgezeichnet werden, haben sich Grankvist et al. (2004) nun die Frage gestellt, ob Hinweise auf die Umweltschädlichkeit von Produkten möglicherweise wirksamer wären.

An ihrer Untersuchung nahmen 40 schwedische Studenten teil. Im Labor wurden ihnen am Comuputer 16 Paare von Produkten, Lebensmitteln und andere Waren gezeigt. Zu jedem Produktpaar erhielten sie Angaben über den Preis, die Qualität und das Herkunftsland. Anschließend wurde ein Ampelsystem eingeführt, um die Produkte zu kennzeichnen. Rot bedeutete: „Im Vergleich mit anderen Produkten der gleichen Kategorie sind die durch dieses Produkt ausgelösten Umweltschäden durchschnittlich gravierender". Gelb besagte, das Produkt entspreche dem Durchschnitt, und Grün bedeutete, die mit diesem Produkt verbundenen Belastungen für die Umwelt seien geringer als im Durchschnitt. In der Kontrollgruppe waren alle Produktpaare mit einem gelben Punkt versehen. In der Versuchsgruppe war jeweils eines der Produkte gelb, das andere dagegen entweder rot oder grün gekennzeichnet. Nach der Präsentation der Produkte sollten die Studenten entscheiden, welches sie kaufen würden. Zum Schluss der Sitzung wurden sie auch noch gebeten anzugeben, wie wichtig ihnen die durch ihren Einkauf verursachten Folgen für die Umwelt waren.

Es zeigte sich, dass ein Zertifikat die Wahl derjenigen Studenten beeinflusste, die den Auswirkungen ihrer Einkäufe auf die Umwelt große Bedeutung zumaßen. Ein positives oder negatives Zertifikat blieb zwar bei denjenigen Probanden wirkungslos, die sich wenig Gedanken über die Folgen für die Umwelt machten, beeinflusste aber jene, deren Interesse für dieses Problem in der Mitte lag. Sie ließen sich eher durch ein negatives als durch ein positives Label leiten.

Das Ökotest-Zertifikat scheint eine wirksame Orientierungshilfe zu sein, vorausgesetzt, der Kunde interessiert sich zumindest ein wenig für den Zustand unserer Umwelt. Dabei spielt es keine geringe Rolle, ob das Zertifikat positiv oder negativ ausfällt, denn in dem einen Fall spricht es diejenigen an, denen die Umwelt sehr am Herzen liegt, im anderen aber jene, die sich nur durchschnittlich intensiv mit der Problematik befassen. Wie wir bereits in einem der vorherigen Abschnitte sehen konnten, bemühen wir uns bei der kognitiven Verarbeitung von Informationen um einen möglichst Kräfte sparenden Einsatz unserer Ressourcen, und ein Ökotestsiegel könnte uns dabei behilflich sein.

Fazit

Ökotest-Zertifikate erweisen sich also als nützlich. Da sich die Produkte aber nicht nur im Hinblick auf ihre Umweltverträglichkeit unterscheiden, fällt dieser Nutzen in der realen Kaufsituation wesentlich geringer aus. Denn mit einem Zertifikat, dessen Erstellung kostspielig ist und zudem der Initiative des Herstellers überlassen bleibt, werden in der Regel nur Produkte aus dem oberen und mittleren Preissegment versehen. Negative Ökolabels dagegen, die von Umweltorganisationen vergeben würden, hätten zum einen den Vorteil, dem Kunden seine Kaufentscheidung erheblich zu erleichtern, und zum anderen, dass sich früher oder später die Qualität der Produkte im positiven Sinn angleichen würde. Welcher Produzent sähe es schon gerne, dass man mit dem Finger auf ihn zeigt!

51   Vorteile der Unentschlossenheit

Wie würden Sie sich entscheiden, wenn Sie die Wahl hätten, ihren elektrischen Strom entweder aus fossilen Energieträgern, aus Atomkraft oder lieber aus erneuerbaren Energien zu beziehen? Verschiedene Untersuchungen (Farhar 1999; Roe et al. 2001) haben gezeigt, dass sich 50 bis 90 % der befragten Personen für erneuerbare Energiequellen entscheiden würden und auch bereit wären, für diese „grüne" Energie etwas höhere Kosten in Kauf zu nehmen. Das tatsächliche Verhalten aber entspricht dem leider nicht, denn nur ein Prozent der Iren, vier Prozent der Finnen, ein Prozent der Deutschen, zwei Prozent der Schweden und fünf Prozent der Briten beziehen Ökostrom. Pichert und Katsikopoulos (2008) wollten wissen, woher diese Diskrepanz kommt, und haben deshalb untersucht, wie die jeweiligen Anbieter ihren Strom präsentieren. Ihrer Meinung nach beziehen die meisten Haushalte grauen Strom, weil dieser ihnen standardmäßig angeboten wird. Was aber geschähe, wenn die ortsüblichen Stromanbieter auch umweltfreundliche Energie im Angebot hätten?

Wüstenhagen (2000) berichtet über eine Studie, die der deutsche Anbieter Energiedienst GmbH durchgeführt hat, um eine Energiewende einzuleiten. Der Stromlieferant bot 150 000 Kunden in einem Schreiben drei neue Stromtarife an: einen für grauen Strom, der deutlich unter dem bisherigen lag, einen Tarif für grünen Strom, der geringfügig günstiger war als der bisherige, und einen teureren Tarif für grünen Strom, bei dem ein Teil der Kosten in den Ausbau erneuerbarer Energiequellen fließen sollte. Die Kun-

den mussten allerdings ihre Entscheidung nicht unbedingt
selbst treffen, denn in dem Schreiben hieß es, sofern keine
Antwort erfolge, werde automatisch auf den mittleren Tarif
für grünen Strom umgestellt.

Zwei Monate nach der Versendung des Schreibens hatten lediglich 4,3 % der Kunden reagiert und sich für das
günstigste Angebot, den grauen Strom entschieden, ein
Prozent war auf den teureren grünen Strom umgestiegen,
94 % der Kunden nahmen also das Standardangebot an.

Nach Ansicht vom Pichert und Katsikopoulos (2008) war
es für die Kunden einfach bequemer, dem Standardangebot
zuzustimmen. Sie brauchten sich nicht um weitere Informationen zu bemühen, mussten nicht zwischen mehreren
Möglichkeiten wählen und sich für ein Angebot entscheiden. Außerdem hielten sie das Standardangebot für die
Empfehlung des Anbieters. Deshalb musste es wohl das
beste sein. Um diese Hypothese zu überprüfen, führten die
Autoren eine Untersuchung im Labor durch.

Die Versuchsteilnehmer im Alter von 18 bis 35 Jahren
sollten sich vorstellen, sie seien in eine neue Stadt gezogen
und müssten sich für einen Stromlieferanten entscheiden.
Es wurden ihnen die Broschüren zweier Anbieter vorgelegt. In der einen stellte sich ein Stromlieferant vor, der
seine Energie zu einem äußerst günstigen Preis anbot, aber
nicht angab, aus welchen Quellen sie stammte (das entspricht zumeist der Realität). In der anderen Broschüre bot
ein zweiter Lieferant seinen Strom nicht ganz so günstig
an, begründete das aber damit, dass er aus erneuerbaren
Energiequellen gewonnen werde. Der monatliche Tarif des
Anbieters grauer Energie war um fünf Euro billiger als der

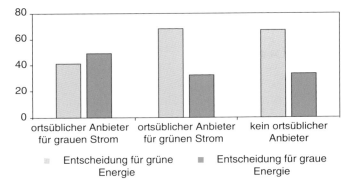

Abb. 8.2 Entscheidung der Versuchsteilnehmer (in Prozent)

seines grünen Konkurrenten. Es wurden nun die Versuchsbedingungen miteinander verglichen: Man gab entweder
die eine oder die andere Gesellschaft oder aber keine von
beiden als den ortsüblichen Stromanbieter aus. Dann wurden die Probanden gebeten, ihre Wahl zu treffen. Wie das
Ergebnis ausfiel, zeigt Abb. 8.2.

Die Probanden bevorzugten offensichtlich die ortsüblichen Stromanbieter. Wurde der Lieferant des grauen
Stroms als der ortsübliche vorgestellt, entschieden sich die
Versuchsteilnehmer für ihn. Das Gleiche war aber auch zu
beobachten, wenn die Gesellschaft, die den grünen Strom
anbot, als ortsüblicher Lieferant ausgegeben wurde. Fehlten Angaben über einen ortsüblichen Stromlieferanten,
entschieden sich die meisten jedoch für die umweltfreundliche Energie. Um ihre Entscheidung zu begründen, führten die Probanden an, sie hätten zuallererst den Preis und
in zweiter Linie Umweltkriterien berücksichtigt, aber auch
daran gedacht, welche Umstände es machen würde, einen
neuen Anbieter zu wählen.

Aus Angst vor Komplikationen, also aus Bequemlichkeit verhalten sich die Stromabnehmer konservativ. Außerdem erklärten sich die Autoren dieses Phänomen damit, dass sich die Menschen für ihre Passivität weniger verantwortlich fühlen als für ihr Handeln. Wer Stellung bezieht, übernimmt Verantwortung und könnte im Fall von Schwierigkeiten für seine Entscheidung einstehen müssen. Da sich die Menschen aber sowohl vor der Übernahme von Verantwortung als auch vor Komplikationen schützen wollen, ziehen sie es vor, sich an das zu halten, was andere ihnen vorgedacht haben.

Fazit

Im Zusammenhang mit Konsumenten ist manchmal die Rede von Gewohnheitstätern. Diese Formulierung ist in diesem Fall völlig berechtigt. Die Erzeugung von Strom aus erneuerbaren Energiequellen reicht zurzeit noch nicht aus, um eine massive Nachfrage zu decken. Doch die vorhandenen Studien weisen uns den Weg, wie die „Gewohnheiten" umgelenkt werden können, wenn die Produktionsmenge dies eines Tages erlaubt.

9

Aussicht auf Belohnung – erprobte Anreizverfahren und Methoden in der Entwicklung

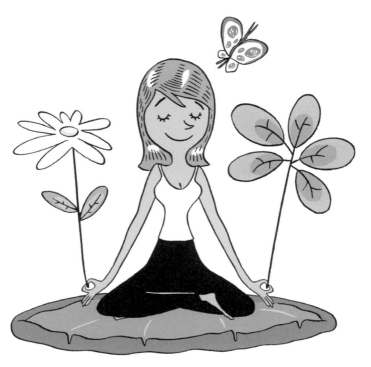

Inhaltsübersicht

52   Umweltbewusstsein lässt sich nicht kaufen!

Das Prinzip des Flaschenpfands hat sich in Frankreich nie richtig durchsetzen können, obwohl man lange Zeit versucht hat, den Menschen einen Anreiz zu geben, ihre leeren Flaschen in das Geschäft zurückzubringen. Beim Kauf von Milch, Wein oder Limonade zahlte der Kunde nicht nur den Inhalt, sondern hinterlegte auch ein Pfand für die Bereitstellung des Gefäßes. Bei der Rückgabe der leeren Flaschen erhielt er diesen Betrag zurück. Die Flaschen konnten dann sterilisiert und für den Verkauf neuer Getränke wieder verwendet werden. Manch einer hielt dieses System und im weitesten Sinn jedes Prinzip des finanziellen Anreizes (finanzielle Vergütung, Steuergutschrift, Steuern) für die beste Lösung, um die Menschen dazu zu bringen, sich umweltbewusst zu verhalten (den Müll zu trennen, weniger mit dem eigenen Auto zu fahren, die Häuser gegen Wärme und Kälte zu isolieren, Sonnenkollektoren zu installieren usw.). Es wurde auch bereits wissenschaftlich untersucht, wie sich eine in Aussicht gestellte Belohnung auf das Umweltverhalten auswirkt. Die Ergebnisse geben Anlass, diese Strategie noch einmal zu überdenken.

Iyer und Kashyap (2007) haben in einer Längsschnittstudie verglichen, wie sich die Aussicht auf eine Belohnung und die Aufklärung vor Ort auf die Praxis der Mülltrennung und auf die Ausbildung eines umweltbewussten Denkens auswirkten. Ihre Studie erstreckte sich über vier Monate und fand in zwei hinsichtlich der Größe und der sozialen Zusammensetzung vergleichbaren Studentenwohnheimen statt. Nach einer ersten Phase, in der zu Vergleichszwecken

Tab. 9.1 Menge des gesammelten Mülls je nach Versuchsbedingung und -phase

	Information	Belohnung
Ausgangsmenge	0,85 Pfund	0,70 Pfund
Experimentalphase		
1. Messung	1,48 Pfund	1,10 Pfund
2. Messung	1,55 Pfund	1,24 Pfund
Postexperimentelle Phase	1,31 Pfund	0,91 Pfund

das bisher übliche Verhalten der Bewohner ermittelt wurde, begann die eigentliche Versuchsphase. Unter der Bedingung „Belohnung" wurde den Studenten versprochen, in dem Heim, in dem die Bewohner die größte Menge an Müll trennten, werde man ein großes Fest organisieren. Unter der Bedingung „Information" wurden die Studenten zwei Monate lang für das Thema sensibilisiert, indem man täglich Informationsbroschüren an sie verteilte und einmal in der Woche eine Veranstaltung zur Mülltrennung abhielt. Während der Studie wurden die anfallenden Müllmengen dreimal gewogen: zweimal während der Versuchsphase und einmal einige Tage danach. Außerdem wurden mithilfe von Fragebögen die allgemeinen Einstellungen der Studenten zur Umwelt und ganz speziell zum Recycling erfasst. Tabelle 9.1 gibt Aufschluss darüber, wie viel Müll von den Studenten gesammelt wurde.

In der Versuchsphase unterschied sich das Verhalten der Studenten beider Versuchsgruppen statistisch nicht. Sowohl die Information als auch die Aussicht auf eine Belohnung führten dazu, dass eine relativ größere Menge an getrenntem Müll anfiel (Glas, Papier). Diese Zunahme hielt auch noch während der zweiten Messung an, ging aber nach der Beendigung des Experiments wieder zurück. Es sei darauf hingewiesen, dass dieser Rückgang in der „Belohnungsgruppe" deutlicher ausfiel als in der „Informationsgruppe" und beinahe wieder das Ausgangsniveau erreichte. Parallel dazu zeigten sich auch Unterschiede in der Einstellung, und zwar auch hier zugunsten der „Information". Die aufgeklärten Studenten bewiesen sowohl während der Experimentalphase als auch danach einen höheren Grad an Umweltbewusstsein.

Anscheinend lässt sich mit der Aussicht auf eine der Zielgruppe angepasste Belohnung ein erwünschtes Verhalten hervorrufen. Verglichen mit einem herkömmlichen Verfahren blieb auch der Aufwand an Zeit und Energie in einem vernünftigen Rahmen. Allerdings verschwanden die auf diese Weise bewirkten Verhaltensänderungen genauso rasch wieder wie sie aufgetreten waren. Nach Abschluss des Versuchs fielen die belohnten Studenten wieder in ihre alten Verhaltensmuster zurück (das Fest fand aber trotzdem statt). Bis zum nächsten Partyversprechen, meinen Sie?

Für dieses Ergebnis gibt es mehrere Erklärungen. Denkbar wäre, dass der kollektive Charakter der Belohnung Grund für den beobachteten Rückfall war. Vielleicht fühlten sich die Studenten nicht in ausreichendem Maß persönlich angesprochen und/oder betroffen. Auch die Art der gewählten Belohnung hat möglicherweise dazu beigetragen, dass die Menge des getrennten Mülls wieder abnahm. Die Belohnung war speziell auf eine studentische Zielgruppe zugeschnitten, doch letztendlich ziemlich banal und hatte mit dem Thema Umweltschutz und dem erwünschten Verhalten eigentlich gar nichts zu tun.

Wie aber wäre es, wenn eine individuelle Belohnung lockte?

Um diese Frage zu beantworten, berichten Katzev und Bachman (1982) über eine Untersuchung, in der mit unterschiedlichen finanziellen Anreizen versucht wurde, Menschen dazu zu bewegen, öffentliche Verkehrsmittel zu benutzen.

152 Haushalte in Portland wurden in einem persönlichen Gespräch an der Haustür aufgefordert, an einer neunwöchigen Studie teilzunehmen. In den ersten drei Wochen wurden Referenzwerte erhoben, die folgenden vier Wochen stellten die eigentliche Versuchsphase dar, und in den letzten zwei Wochen wurde beobachtet, wie sich die erzielte Wirkung weiter entwickelte. Bei dem Versuch wurden verschiedene Konstellationen miteinander verglichen. Die Teilnehmer in der „Kontrollgruppe" wurden nicht speziell aufgefordert, den Bus zu benutzen. Sie erhielten lediglich eine Karte, die sie vom Fahrer abstempeln lassen sollten, um zu sehen, wie häufig sie in dem betreffenden Zeitraum mit dem Bus gefahren waren. In der zweiten Gruppe („einfacher Kredit") händigte man den Teilnehmern die gleiche Karte aus, die bei jeder Fahrt abzustempeln war, aber es war möglich, das Fahrgeld für alle Fahrten erst am Ende der Versuchsphase zu bezahlen. In der dritten Versuchsgruppe („Kredit und reduzierter Fahrpreis") verfügten die Teilnehmer ebenfalls über diese Karte, zahlten aber, sobald sie viermal in der Woche den Bus genommen hatten, einen reduzierten Tarif (die Hälfte). In der vierten Gruppe („Kredit und differenzierte Fahrpreise") ermöglichte es die Karte, außerhalb der Stoßzeiten zu einem reduzierten Fahrpreis mit dem Bus zu fahren. Die Familien der fünften

Tab. 9.2 Entwicklung der Busfahrten je nach Versuchsphase und Bedingung

	Experimen-talphase/Re-ferenzphase (%)	Anschluss-phase/Refe-renzphase (%)	Anschlusspha-se/Experimen-talphase (%)
Kontrollbedin-gung	+8	−15	−24
Einfacher Kredit	+12	+8	−4
Kredit plus re-duzierter Tarif	+67	+43	−24
Kredit plus differenzierter Tarif	+40	−11	−51
Freifahrten	+94	+25	−75

Gruppe („Freifahrt") erhielten eine unbegrenzte Anzahl an Fahrkarten, mit denen sie jede Linie zu jeder Zeit benutzen konnten. Tabelle 9.2 zeigt die Ergebnisse der Studie. Die Daten vergleichen, wie häufig die Teilnehmer in den unterschiedlichen Versuchsphasen den Bus nahmen.

Wie erwartet, zeigte sich in zwei der fünf Versuchsgruppen eine vermehrte Nutzung öffentlicher Verkehrsmittel (statistisch gesehen), wenn man die Experimentalphase mit der Referenzphase verglich. Die Probanden, die in den Genuss von reduzierten Fahrpreisen oder Freifahrtscheinen gekommen waren, fuhren häufiger mit dem Bus als zuvor, ja, wer nichts zahlen musste, entschied sich fast immer für dieses Verkehrsmittel. Vergleicht man aber die Anschluss-phase mit der Referenzphase (zweite Spalte), verschwinden die zuvor beobachteten Unterschiede wieder. Unabhängig davon, ob die Versuchspersonen in den Genuss einer Vergünstigung gekommen waren oder nicht, benutzten sie den Bus unverändert häufig. Der Vergleich zwischen der Experimentalphase und der Anschlussphase beweist, dass es sich in der Gruppe der „Freifahrer" negativ auswirkte, dass die Vergünstigung wieder fortfiel.

Ein finanzieller Anreiz erwies sich eindeutig als wirkungsvoll, aber auch hier war der Erfolg wieder nur von kurzer Dauer. Aus allen Untersuchungen zur Effizienz dieser Strategie geht hervor, dass ein durch Belohnung erzieltes Verhalten wieder verschwindet, sobald die Belohnung nicht mehr zu erwarten ist. Der Erfolg wird außerdem dadurch geschmälert, dass es sich bei den bewirkten Veränderungen immer nur um ganz spezifische Verhaltensformen handelt. Needleman und Geller (1992) haben untersucht, wie sich die Aussicht auf eine Belohnung auf das Verhalten der Angestellten eines Unternehmens auswirkte, und dabei festgestellt, dass eine für das Recycling von Metall ausgesetzte Belohnung keinerlei Auswirkung auf den Umgang mit anderen, wieder verwertbaren Materialien hatte, wie etwa Glas oder Papier.

Fazit

Soviel zur Wirkung von Belohnungen. Ein Mensch, dem eine Belohnung versprochen wird, ist sich des Sinns des dadurch erzielten Verhaltens nicht bewusst. Er fragt sich nicht, ob es der Umwelt oder der Gesellschaft nützt, sondern tut einfach alles, um in den Genuss der Belohnung zu gelangen.

Alles ist also nicht käuflich, auf jeden Fall nicht auf Dauer. Die Moral wäre gerettet – aber was sagt unser Planet dazu?

53 Übernehmen Sie die Kontrolle!

Wie viel Kilowattstunden verbraucht Ihr Fernsehapparat, wenn er eingeschaltet ist? Und im Standby-Modus? Unseren Informationen zufolge in beiden Fällen auf jeden Fall mehr als im abgeschalteten Zustand. Aber was ist denn eigentlich eine Kilowattstunde, wenn nicht nur eine Reihe von Zahlen auf der Rückseite der Stromrechnung? Diese Maßeinheit für den Energieverbrauch ist nicht nur schwer verständlich, sondern auch noch viel schwerer zu kontrollieren, da die Stromanbieter eine monatliche Pauschale zugrunde legen, die jährlich neu angepasst wird. Um den Verbrauchern die Kontrolle über ihren Energiekonsum zurückzugeben und damit sie sich ihres Verbrauchs bewusst werden, hat die Europäische Union im Jahr 2009 dazu aufgefordert, so genannte „intelligente" Zähler zu installieren, die den Benutzer darüber informieren, wie viel Strom pro Stunde er genau verbraucht – aufgrund der damit verbundenen Kosten ein in Frankreich heftig umstrittener Vorschlag… Eine Studie von Van Houwelingen und Van Raaij (1989) hat aber ergeben, dass das Anbringen solcher Zähler durchaus effizient sein könnte.

Die Autoren interessierten sich dafür, wie sich die Installation von Gaszählern auswirkte, die jederzeit über den genauen Verbrauch Aufschluss gaben, und ob sich damit der

Tab. 9.3 Senkung des Gasverbrauchs je nach Versuchskonstellation

Versuchsbedingung	Energieeinsparung
Neuer Zähler	12,7 %
Monatliches Feedback	7,7 %
Selbstständiges Ablesen	5,1 %
Reine Information	4,3 %
Kontrollgruppe	0,3 %

Gasverbrauch senken ließ. Der Versuch lief über ein Jahr lang, und dabei wurden fünf Versuchsbedingungen miteinander verglichen. In der „Experimentalgruppe" wurden die Haushalte darüber informiert, wie sie ihren Gasverbrauch drosseln konnten, und sie bekamen das Ziel gesetzt, ihn um zehn Prozent zu senken. Um ihnen dabei zu helfen, wurden in den Wohnungen Zähler installiert, die angaben, wie hoch ihr Gasverbrauch zu jedem Augenblick war (Konstellation: „Angabe des Verbrauchs"). Unter der Bedingung „monatliches *Feedback*" erhielten die Haushalte keine Zähler, dafür aber monatlich per Post ein Schreiben, in dem sie über die Entwicklung ihres Gasverbrauchs informiert wurden. In der Gruppe „selbstständiges Ablesen" sollten die Versuchsteilnehmer regelmäßig ein Diagramm ausfüllen, das die Entwicklung ihres Verbrauchs wiedergab. Unter der Bedingung „reine Information" erhielten die Haushalte keinerlei besondere Unterstützung. Und in der „Kontrollgruppe" schließlich wurde der Gaszähler abgelesen, ohne dass die Bewohner darüber in Kenntnis gesetzt wurden. Wie viel Prozent Gas die Versuchsteilnehmer innerhalb eines Jahres einsparten, zeigt Tab. 9.3.

Die Ergebnisse belegten, dass eine Zielsetzung an sich schon effektiv ist. Diese Effizienz wurde allerdings noch gesteigert, wenn den Verbrauchern Hilfsmittel zur Verfügung gestellt wurden, um ihren Konsum zu überwachen. So gelang es bereits den Haushalten, die lediglich informiert worden waren, ihren Gasverbrauch zu senken, doch fiel der Rückgang in der Gruppe mit dem monatlichen *Feedback* bereits doppelt so hoch aus, und die Haushalte, die in den Genuss eines neuen, genauen Zählers gekommen waren, sparten sogar dreimal soviel ein. Die Wirkung des *Feedbacks* war allerdings nicht von Dauer. Denn langfristige Beobachtungen ergaben, dass der Gasverbrauch in den Haushalten wieder anstieg, nachdem die Zähler entfernt worden waren und keine Post mehr eintraf.

Ein *Feedback* über den Energieverbrauch wirkt sich positiv auf dessen Entwicklung aus, das wurde durch mehrere Studien wiederholt belegt. Einerseits wird durch ein solches *Feedback* die Kontrolle verstärkt, aber gleichzeitig könnte es auch als eine Belohnung empfunden werden. Denn über einen beschränkten Zeitraum hinweg bereitet es Genugtuung zu beobachten, welche Konsequenzen die eigenen Bemühungen haben.

Fazit

Die Ergebnisse dieser Studie belegen also, dass die Direktive der Europäischen Union sinnvoll ist, denn die so genannten „intelligenten" Zähler helfen dem Verbraucher anscheinend sehr effektiv, seinen Energiekonsum zu kontrollieren. Eine monatliche Abrechnung des tatsächlichen Verbrauchs könnte diese Kontrolle, die Befriedigung und damit die erzielte Wirkung noch steigern. Vielleicht würde ja bereits diese monatliche Abrechnung allein ausreichen!

54   Wer profitiert ... vom Energiesparen?

Die Studien über den Einfluss des *Feedbacks* belegen dessen positive Auswirkung auf die Entwicklung des Verhaltens. Aber was motiviert die Menschen, ihren Energieverbrauch zu kontrollieren? Ist es die Sorge um die Umwelt oder sind es eher die damit verbundenen finanziellen Folgen? Ist die Motivation in erster Linie egoistischer Art oder beruht sie auf Überlegungen zum Wohl der Gesellschaft? Diese Frage untersuchten Graham et al. (2011), die versuchten, Studenten davon zu überzeugen, öfter einmal auf den Gebrauch des eigenen Autos zu verzichten.

Für das Experiment richteten sie eine Internetseite ein, auf der die Versuchsteilnehmer eintragen konnten, wie häufig sie ihr eigenes Fahrzeug hatten stehen lassen, welche Transportmittel sie alternativ benutzt und wie viele Meilen sie so zurückgelegt hatten. An der Studie beteiligten sich 128 Studenten der Universität von Virginia. Sie sollten zwei Wochen lang die Internetseite aufrufen und die geforderten Informationen eingeben. Anschließend wurden sie je nach Versuchsbedingung darüber informiert, wie viel Energie sie eingespart hatten. Vier Versuchsbedingungen wurden mit einer Kontrollbedingung verglichen. Beim „finanziellen *Feedback*" erhielten die Teilnehmer eine Botschaft, die ungefähr folgendermaßen lautete: „Herzlichen

Tab. 9.4 Nutzung des eigenen Autos je nach Versuchsbedingung (9-Punkte-Skala)

Versuchsbedingung	Nutzung des eigenen Wagens
Finanzielles und Umweltfeedback	4,36
Umweltfeedback	5,63
Finanzielles Feedback	5,64
Kein Feedback	5,52
Kontrollgruppe	6,44

Glückwunsch! Dadurch, dass Sie Ihr eigenes Auto nicht benutzt haben, konnten Sie Kosten für Treibstoff und den Unterhalt des Wagens sparen. Seit Ihrem letzten Eintrag haben Sie… gespart." Bei der Gruppe „Umweltfeedback" bezog sich die Information auf die nicht freigesetzten Schadstoffe (Kohlendioxid, Kohlenmonoxyd, Kohlenwasserstoff, Stickstoff). Beim „sowohl finanziellen als auch Umweltfeedback" wurden die Probanden über beide Aspekte informiert. Die Teilnehmer der Kontrollgruppe schließlich wurden lediglich aufgefordert, auf einer neun Punkte umfassenden Skala anzugeben, ob sie ihr eigenes Auto in den vergangenen zwei Wochen seltener, genauso oft oder häufiger benutzt hatten als üblicherweise. Die gleiche Frage stellte man auch den Probanden der Versuchsgruppen. Wie die Ergebnisse ausfielen, zeigt Tab. 9.4.

Wie in der vorherigen Untersuchung ergaben die statistischen Analysen auch in diesem Fall, dass sich allein die Tatsache, ein Ziel zu haben, positiv auswirkte, also in diesem Fall der Verzicht auf die Nutzung des eigenen Wagens. Der Effekt veränderte sich statistisch gesehen jedoch nicht, wenn zusätzlich ein finanzielles oder ein Umweltfeedback erfolgte. Mit einer kombinierten Rückmeldung dagegen ließ sich anscheinend die Nutzung des eigenen Fahrzeugs am effizientesten einschränken. Nicht nur die Analyse der Antworten auf die Fragebögen, sondern auch die auf der Internetseite gemachten Angaben über die nicht mit dem Auto zurückgelegten Meilen verstärkten dieses Ergebnismuster: Die Probanden fuhren weniger Meilen im eigenen Auto, wenn sie nicht nur ein einfaches oder gar kein *Feedback* erhielten bzw. der Kontrollgruppe angehörten, sondern wenn sie sowohl über die finanziellen als auch die ökologischen Aspekte ihres Verhaltens informiert wurden.

Diese verstärkte Wirkung des doppelten *Feedbacks* lässt sich nach Ansicht der Autoren dadurch erklären, dass durch die Kombination der Informationen der Belohnungscharakter erhöht wird. Denkbar wäre aber auch, dass diese Kombination geeignet ist, eine größere Population zu erreichen: Umweltbewusste Menschen reagieren demzufolge eher auf die Umweltinformation, und diejenigen, denen der finanzielle Aspekt wichtig ist, konzentrieren sich nur auf diesen. Eine einfache Rückmeldung dagegen ließe jeweils eine der beiden Kategorien von Menschen unberührt.

Fazit

Die Registrierung von Verhaltensweisen und die Klärung, ob ihnen egoistische Motive zugrunde liegen oder eher Überlegungen im Sinne der Gesellschaft, erweisen sich also als effiziente Methoden des Anreizes. Dieses Verfahren ist relativ kostengünstig und es ließe sich damit eine große Anzahl von Adressaten erreichen. Man braucht dazu

keine elektronischen Zähler und muss auch keine Briefe
mit der Post versenden, denn der demokratisierte Zugang
zum Internet eröffnet ganz neue Perspektiven der Einflussnahme.

55 Maßlos …

Ausgehend davon, dass jeder Haushalt über eine ganz
spezielle Ausstattung mit Geräten verfügt und seine eigenen Lebensgewohnheiten hat, wurden in einigen Ländern
Europas und Nordamerikas ganz persönliche Vorgehens-
weisen entwickelt und angewandt. Ähnlich wie in einem
Audit fragte ein Experte in den Haushalten die Bewohner
gezielt nach ihren Haushaltsgeräten, ihren Gewohnheiten,
Wünschen und Möglichkeiten, um ihnen anschließend
maßgeschneiderte Möglichkeiten vorzuschlagen, wie sie
ihren Energieverbrauch senken und dadurch den Ausstoß
von Treibhausgasen verringern könnten. Angesichts der
Auswertungsergebnisse scheint ein solches Verfahren recht
sachdienlich zu sein. Winett, Love und Kidd (1983) berichteten beispielsweise, dass der Stromverbrauch um 21 %
zurückging, nachdem bei den Haushalten ein Audit durchgeführt und sie über den richtigen Einsatz ihrer Heizung
und der Klimaanlage aufgeklärt worden waren. McMakin
et al. (2002) wollten herausfinden, wie sich dieses Verfahren bei Angehörigen des amerikanischen Militärs und ihren
Familien auswirkte, die für ihre Stromrechnung nicht selbst
aufkommen müssen.

Tab. 9.5   Senkung des Strom- und Gasverbrauchs

	Gas	Strom
Energieeinsparung	7 %	3 %

Der Versuch wurde in der Zeit von September 1998 bis August 1999 auf einem Militärstützpunkt in der Nähe von Seattle durchgeführt. Beteiligt waren 3 327 Haushalte. Um genaue Informationen über die Ausstattung der Haushalte und ihre Konsumgewohnheiten zu erhalten, wurden individuelle und Gruppengespräche mit den Bewohnern, den für die Wohnungen verantwortlichen Offizieren, aber auch mit den für die Energieversorgung zuständigen Technikern und dem Wartungspersonal der Anlagen geführt. Anhand dieser Aussagen wurden Filme und Informationsbroschüren sowie elektronische Werbebotschaften entwickelt und während der Zeit des Versuchs an die Haushalte versandt. Wie viel Prozent Gas und Strom durch diese Vorgehensweise eingespart wurden, geht aus Tab. 9.5 hervor.

Insgesamt konnte mit diesem Verfahren der Energieverbrauch auf der Militärbasis um zehn Prozent gesenkt werden. Dieses Ergebnis ist ganz besonders deshalb ermutigend, weil bei den Angehörigen des Militärs kein finanzieller Anreiz vorlag. Das jedenfalls belegte die Äußerung eines Teilnehmers gegenüber den Autoren der Studie. Er sagte nämlich: „Das Allerletzte, was einem Soldaten Kopfzerbrechen bereitet, ist die Frage, ob seine Wohnung sparsam im Energieverbrauch ist."

Dieses Vorgehen ist zwar effizient, hat aber den Nachteil, kosten- und personalintensiv zu sein.

Eine kostengünstigere Variante

Abrahamse et al. (2007) haben in einer Untersuchung gezeigt, dass sich diese Kosten auch erheblich reduzieren lassen. Die Autoren wollten sehen, ob sich eine Form von Audit per Internet als ebenso wirksam erweisen würde, die mit ergänzenden Beeinflussungsmechanismen einherging wie einem *Feedback* über die Wirkung der eigenen Bemühungen und der Festlegung eines Ziels für die Energieeinsparung. Ihre Ergebnisse umfassen sowohl die direkte Energieeinsparung (der gesenkte Energieverbrauch der Haushalte) als auch die indirekte (durch angemessene Kleidung, Ernährung, Fortbewegung).

6000 Einwohner von Groningen (Niederlande) wurden schriftlich aufgefordert, an der Studie teilzunehmen. Die letztendlich ausgewählten 189 Haushalte wurden in zwei Gruppen unterteilt, für die jeweils eine ganz spezielle Internetseite eingerichtet wurde. Die freiwilligen Teilnehmer der Versuchsgruppe bat man, sich dreimal auf der besagten Internetseite einzuloggen (zu Beginn der Studie, mittendrin und am Ende) und bestimmte Informationen über ihren Haushalt (Ausstattung mit Haushaltsgeräten, Beleuchtung, Heizungssystem) und über sich persönlich mitzuteilen (Konsumverhalten, Ernährungsgewohnheiten, Kleidung, Fortbewegung). Anschließend erhielten sie eine Umweltinformation sowie genau auf ihre Situation und Lebensgewohnheiten abgestimmte Empfehlungen. Gab beispielsweise eine Familie an, der Thermostat ihrer Heizung sei auf 22 °C eingestellt, wurde sie aufgefordert, ihn auf 20 °C herunterzudrehen; verwendete ein Haushalt noch normale Glühbirnen, regte man an, auf Energiesparlampen umzusteigen… Jeder Vorschlag ging außerdem mit der Aussage einher, wie viel Prozent Energie sich mit der jeweiligen Maßnahme einsparen ließ. Als Zielvorstellung für die gesamte Energiereduktion wurden fünf Prozent festgesetzt. Zwei Monate später füllten die Versuchsteilnehmer einen zweiten Fragebogen zu ihrem Verhalten und zur Ausstattung mit Haushaltsgeräten aus und gaben an, ob sie in der Zwischenzeit ihr Verhalten geändert und/oder ihre Geräte durch neue ersetzt hatten. Auf dieser Basis wurde ihnen mitgeteilt, wie viel Energie sie auf diese Weise eingespart hatten. Das Gleiche geschah noch einmal am Ende der Studie. Jetzt erfuhren sie, um wie viel Prozent sie ihren Energieverbrauch insgesamt gesenkt hatten. Die Teilnehmer der Kontrollgruppe wurden lediglich aufgefordert, an einer Studie teilzunehmen, bei der es angeblich um die Erprobung einer neuen Internetseite ging und nicht um Energieeinsparung. Sie sollten sich nur zweimal einloggen. Beim ersten Mal machten sie Angaben zur Ausstattung ihres Haushaltes und zu ihren Verhaltensweisen. Beim zweiten Mal forderte man sie auf, diese Angaben auf den neuesten Stand zu bringen. Im Gegensatz zur Versuchsgruppe erhielten die Teilnehmer der Kontrollgruppe weder Umweltinformationen noch Ratschläge, ihnen wurde auch kein Einsparungsziel gesetzt, und es fehlte das *Feedback* auf ihren Verbrauch. Wie sehr der Verbrauch der Haushalte zu- oder abnahm, geht aus Tab. 9.6 hervor.

Wie erwartet, hatten die Haushalte der Versuchsgruppe fünf Monate nach Beginn des Experiments ihren direkten und indirekten Energieverbrauch gesenkt. Bei denen der Kontrollgruppe dagegen war er gestiegen. Die Wirkung eines ganz persönlichen Audits erwies sich also auch als

Tab. 9.6 Energieeinsparung in Megajoule je nach Versuchsbedingung

	Kontrollgruppe	Versuchsgruppe
Direkter Energieverbrauch	7466	–973
Indirekter Energieverbrauch	3945	–757
Gesamtverbrauch	11411	–1730

effizient, wenn es über ein anonymes Kommunikationsforum erfolgte.

Fazit

Die Effizienz dieser Vorgehensweise beruht auf dem ganz persönlichen Charakter der Information. Werden die Haushalte begleitet und müssen all die auf sie einstürmenden Informationen nicht mehr allein sortieren, fällt es ihnen nicht schwer, den Ratschlägen Folge zu leisten. Obwohl häufig ein Effekt der Autoselektion zu beobachten ist, d. h., es verändern nur die Haushalte mit dem größten Umweltbewusstsein ihr Verhalten, so erweist sich diese Methode aber trotzdem als sehr zweckdienlich für all jene Menschen, die bereit sind, etwas zu tun, aber nicht wissen, wie sie es anstellen sollen.

10

Der Mensch in der Gesellschaft: der Einfluss sozialer Normen auf das umweltbewusste Denken und Handeln

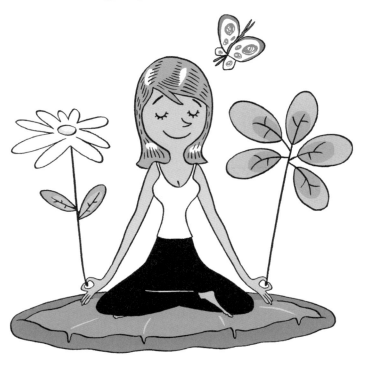

Inhaltsübersicht

56   Bitte, zeichne mir ein Schaf …!

Was, abgesehen von ihrem Denken, könnte das Verhalten der Menschen erklären? Aus verschiedenen Untersuchungen geht hervor, dass alleine das Verhalten eines anderen unser eigenes Handeln bestimmen kann. Milgram et al. (1969) haben das eindrucksvoll gezeigt. Wenn nur fünf Personen auf der Straße stehen blieben und in die Luft schauten, taten es ihnen 18 % der vorbeikommenden Passanten gleich, 80 % setzten ihren Weg zwar fort, blickten aber in die gleiche Richtung. Blieben 15 Personen stehen, folgten fast 40 % ihrem Beispiel und 86 % der Vorbeigehenden richteten den Blick ebenfalls nach oben. Wir leben nun einmal in einer Gemeinschaft, und die von den anderen ausgehenden Botschaften lassen uns nicht unberührt. Cialdini et al. (1990) wollten sehen, welchen Einfluss das Verhalten anderer auf das Phänomen der Umweltsünde ausübt.

An ihrem Experiment nahmen 139 Personen teil, die ihren Wagen von einem Parkplatz abholen wollten. Zuvor waren relativ große Faltblätter über die Sicherheit auf den Straßen unter die Scheibenwischer der abgestellten Fahrzeuge geklemmt worden. Vier verschiedene Versuchskonstellationen wurden nun miteinander verglichen. Dabei spielten das Verhalten eines Mitarbeiters des Versuchsleiters sowie der Zustand des Parkplatzes eine Rolle. Auf dem Weg zu ihrem Auto begegneten die Probanden jemandem, der entweder ganz gemächlich über den Parkplatz ging oder aber gerade ein Stück Papier zerknüllte und es achtlos auf den Boden warf. Auf dem Boden des Parkplatzes lag entweder überall Abfall herum (Bonbonpapier, Zigarettenkippen,

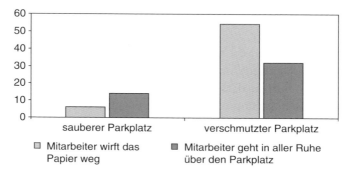

Abb. 10.1   Anteil der Probanden (in Prozent), die das Papier auf den Boden warfen

leere Dosen) oder aber er war sehr sauber. Nun beobachtete man, wie sich die Probanden verhielten, wenn sie das Faltblatt unter den Scheibenwischern ihres Wagens entdeckten. Würden sie sich ebenso verhalten wie die andere Person? Abbildung 10.1 zeigt, wie viel Prozent der Versuchsteilnehmer in den unterschiedlichen Situationen das Blatt einfach wegwarfen.

Die Situation, in der sich eine Person befindet, beeinflusst ihr Verhalten ganz erheblich. War der Parkplatz sauber, respektierte die große Mehrheit der Teilnehmer diese Reinlichkeit. Lag allerdings überall Unrat herum, zögerten sie sehr viel weniger, das Blatt Papier zu zerknüllen und fortzuwerfen. Auch das Verhalten des Mitarbeiters spielte eine Rolle, denn auf einem verschmutzten Parkplatz erhöhte bzw. verringerte sich durch sein Beispiel die Zahl der ungebührlichen Handlungen. Mit seinem Verhalten unterstrich er offenbar die durch den Sauberkeitszustand des Ortes vermittelten Informationen und definierte so, was gesellschaftlich akzeptabel war und was nicht.

Die Forscher sprechen von deskriptiven Normen, um das bei einer Mehrheit beobachtete Verhalten in einer gegebenen Situation zu definieren. Die Nachahmung dieses Verhaltens ist anscheinend ein ganz archaisches Phänomen, das übrigens auch bei den meisten Tierarten zu beobachten ist. Es ist einer der Gründe dafür, warum wir bis heute überlebt haben. Denn wer in prähistorischer Zeit einem Raubtier begegnete, tat besser daran, mit der Gruppe zu fliehen als stehen zu bleiben und erst einmal zu überlegen, was wohl am besten zu tun sei. Indem wir das Verhalten der anderen nachahmen, ersparen wir uns außerdem das Nachdenken. Wir halten diese Strategie für die beste, weil sie uns adäquat erscheint und wir uns den Kopf nicht über alternative Reaktionsmöglichkeiten zerbrechen müssen.

Fazit

Unser Verhalten wird also durch die jeweils geltende deskriptive Norm beeinflusst. Leider kann das, wie die Ergebnisse dieser Untersuchung belegen, sowohl positive als auch negative Auswirkungen haben. Eines ist aber dennoch beruhigend: Wenn die Mehrheit der Menschen respektvoll mit der Umwelt umgeht, werden die übrigen es ihr gleich tun.

57   Willkommen im Hotel California!

Wir richten also unser eigenes Verhalten zum Teil an dem unserer Mitmenschen aus.

Auf der Grundlage der im vorigen Abschnitt geschilderten Ergebnisse haben sich Goldstein et al. (2008) überzeugende umweltfreundliche Botschaften ausgedacht und ihre Wirksamkeit in mehreren nordamerikanischen Hotels gestestet. Ziel des Experiments war es, die Handtücher in den Bädern der Hotelzimmer weniger häufig zu wechseln, denn der tägliche Austausch der Wäsche im Bad verursacht Kosten für die Umwelt und ist nur gerechtfertigt, wenn ein neuer Gast das Zimmer bezieht. Bleibt ein Gast aber mehrere Tage im Hotel, ist ein täglicher Wäschewechsel deutlich seltener nötig.

Das Verfahren wurde bei 1595 Gästen verschiedener Hotels der Mittelklasse getestet. Dabei verglich man drei Versuchsbedingungen. Der Unterschied bestand im Inhalt eines Aushangs, der sich an der Badezimmertür der jeweiligen Zimmer befand. In der Kontrollsituation lautete die Überschrift darauf: „Helfen Sie mit, unsere Umwelt zu schützen", und es folgte die Bitte der Hotelleitung an die Gäste, ihre Badehandtücher mehrere Tage zu benutzen. Unter der Bedingung „deskriptive Norm" lautete Überschrift: „Machen Sie es wie unsere anderen Gäste und helfen Sie mit, die Umwelt zu schützen." Es folgte der gleiche Text wie zuvor mit dem Unterschied, dass darauf hingewiesen wurde, dass sich 75 % der Gäste des Hotels an dieser Initiative beteiligt und die zur Verfügung gestellten Handtücher mehrmals benutzt hatten. Und schließlich war unter der Bedingung „verstärkte deskriptive Norm" zu

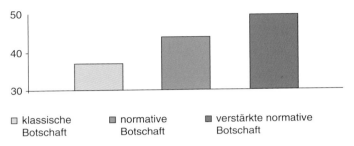

Abb. 10.2 Prozentsatz der mehrmals benutzten Handtücher

lesen, dass 75 % der Gäste des betreffenden Zimmers ihre Handtücher mehrere Tage hintereinander benutzt hatten. Abbildung 10.2 zeigt den Prozentsatz der erneut benutzten Handtücher.

Die Betonung einer zielgerichteten deskriptiven Botschaft bewirkte ganz eindeutig, dass die Gäste der Initiative zustimmten und sich entsprechend verhielten. Außerdem war zu beobachten, dass dieser Effekt noch verstärkt wurde, wenn sich die Information ganz speziell auf die Gäste bezog, die zuvor in den Zimmern der Versuchsteilnehmer logiert hatten.

Hier diente das im Aushang beschriebene Verhalten der Mehrheit als Referenz. Ungeachtet der Tatsache, ob die Botschaft der Wahrheit entsprach oder nicht, entfaltete sie die gleiche Wirkung wie das direkte Beobachten von Verhaltensweisen. Außerdem ist es nicht unwichtig, welcher Zusammenhang zwischen den „Referenzmodellen" und den Personen besteht, auf deren Verhalten man Einfluss nehmen möchte. Durch Schultz et al. (2008) wurde bestätigt: Je mehr Ähnlichkeit zwischen dem anderen und uns besteht, umso größer ist sein Einfluss auf uns. Das Gleiche gilt für den Fall, dass er sich zufällig in der gleichen Situation befindet wie wir.

Fazit

In Kampagnen für den Umweltschutz sind häufig Personen zu sehen, die mit ihrem Handeln der Umwelt schaden (sie entsorgen ihren Sperrmüll irgendwo in der Natur anstatt auf der Deponie, werfen ihren leeren Motorölkanister in den normalen Mülleimer usw.). Zwar wird ein derartiges Verhalten durch die entsprechenden Hinweise kritisiert, aber das ändert nichts an der Tatsache, dass der Betrachter aus dem Anblick den Schluss ziehen kann, die anderen würden es offensichtlich mit ihrem Tun nicht so genau nehmen. Ist nun aber das eigentlich erwünschte Verhalten mit mehr Aufwand und Anstrengung verbunden als das unerwünschte, könnte das bereits als Rechtfertigung dafür ausreichen, sich für diese zweite, bequemere Möglichkeit zu entscheiden. Wir sind ja schließlich nicht dümmer als die anderen, oder?

58   Ist der Rasen des Nachbarn immer grüner?

Ein *Feedback* zum Beispiel auf den Energieverbrauch kann sich als eine wirksame Strategie erweisen, um das aktuelle Verhalten von Menschen zu beeinflussen. Was aber geschähe wohl, wenn in dieser Rückmeldung nicht nur über den eigenen Energieverbrauch informiert würde, sondern auch über den der Nachbarn? Mit dieser Frage haben sich Schultz et al. (2007) befasst. Sie führten dazu allerdings noch einen zweiten Typ von Normen ein, die so genannten „Normen mit Aufforderungscharakter". Deskriptive Normen beschreiben das Verhalten der Mehrheit in einer gegebenen Situation, die Normen mit Aufforderungscharakter geben zusätzlich Aufschluss darüber, welche Wertschätzung dieses Verhalten in einer bestimmten Kultur genießt. Nehmen wir ein Beispiel: In einer Gesellschaft wird es allgemein positiv bewertet, wenn jemand Blut spendet, und die Norm mit Aufforderungscharakter ruft uns alle dazu auf. Die deskriptive Norm dagegen weist nur darauf hin, dass wenige Menschen Blutspender sind.

Cialdini et al. (1991) sind davon überzeugt, dass beide Normentypen zusammen das Verhalten von Menschen erklären können.

An ihrem dreiwöchigen Experiment nahmen 287 kalifornische Haushalte teil, deren Stromzähler von der Straße aus zugänglich war. Der Zähler wurde abgelesen und ein Zettel mit dem aktuellen Stand an die Haustür geheftet. Es gab zwei verschiedene Versuchssituationen. Unter der Bedingung „deskriptive Norm" stand auf dem Zettel, wie viele Kilowatt in der vergangenen Woche verbraucht worden waren, wie viel die Nachbarn im gleichen Zeitraum verbraucht hatten, außerdem fanden sich Hinweise darauf wie sich der Stromverbrauch senken ließ (zum Beispiel: Benutzen Sie statt der Klimaanlage lieber einen Ventilator!). Unter der Bedingung „deskriptive plus auffordernde Norm" enthielt der Zettel die gleichen Informationen, doch je nachdem, ob der Stromverbrauch des betreffen-

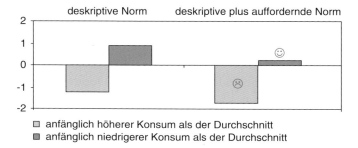

Abb. 10.3   Durchschnittlicher Stromverbrauch der Haushalte nach der Mitteilung des täglichen Kilowattkonsums

den Haushaltes höher oder niedriger ausgefallen war als in der Nachbarschaft, hatte der Versuchsleiter noch ein lachendes oder trauriges Emoticon darauf gezeichnet. Abbildung 10.3 zeigt, wie sich der durchschnittliche tägliche Stromverbrauch unter den beiden Versuchsbedingungen entwickelte.

Die Art der Information auf dem Zettel beeinflusste die Entwicklung des Energieverbrauchs der an dem Versuch beteiligten Haushalte. Enthielt die Information nur die deskriptive Norm (linker Teil der Abbildung), versuchten die Teilnehmer, sich dem Verbrauch ihrer Nachbarn anzugleichen. Diejenigen, die zu Beginn der Studie mehr Strom verbraucht hatten als der Durchschnitt, senkten ihren Konsum, doch jene, deren Verbrauch anfangs unter dem Durchschnitt gelegen hatte, verhielten sich umgekehrt. Enthielt die Information zusätzlich eine soziale Bewertung des Verhaltens (rechte Seite der Abbildung), fiel dieser paradoxe Effekt der deskriptiven Norm deutlich geringer aus. Die Haushalte, die zu Beginn der Untersuchung mehr Strom verbraucht hatten als ihre Nachbarn und dafür mit einem traurigen Emoticon abgestraft wurden, senkten ihren Verbrauch, und zwar wesentlich stärker als die der anderen Gruppe. Und jene Haushalte, deren Stromverbrauch anfangs unter dem Durchschnitt gelegen hatte und die dafür mit einem lachenden „Smily" belohnt wurden, bemühten sich, ihren Konsum konstant zu halten.

Die Wirkungen der deskriptiven und der auffordernden Normen können sich also ergänzen, um das erwünschte Verhalten hervorzurufen. Die beobachtete Konsumsteigerung unter der rein deskriptiven Norm ließ sich nicht nur damit erklären, dass sich die Haushalte dem Verbrauch ihrer Nachbarn angleichen wollten, sondern auch dadurch, dass sie ihr eigenes Verhalten nicht mehr so stark kontrollierten. Unter der Bedingung „deskriptive plus auffordernde Norm" dagegen bewirkte die implizite soziale Wertschätzung ihres Verhaltens, dass sie das Gefühl hatten, richtig zu handeln, und bestrebt waren, es auch weiterhin so zu halten.

Fazit

Wir hatten ja bereits gesehen, dass die wirksame Strategie des *Feedbacks* darauf beruhte, dass die Probanden einer stärkeren Kontrolle unterlagen und eine Senkung ihres Energieverbrauchs als Belohnung empfanden. Angesichts der oben geschilderten Ergebnisse ließe sich dieser Effekt noch steigern, wenn das *Feedback* durch eine soziale Information ergänzt würde. Denn ohne einen Bezugsrahmen lässt sich das eigene Handeln schließlich gar nicht richtig einschätzen. Da erweist sich das Verhalten der anderen als ein geeigneter Maßstab.

59   Blöd und bösartig … aber umweltbewusst!

In wissenschaftlichen Zeitschriften werden regelmäßig Studien zum umweltbewussten Denken und Handeln der Menschen veröffentlicht, darüber, wie es sich äußert und mit der Zeit weiterentwickelt. Die Ergebnisse sind allerdings nicht immer konsistent, und nicht immer entspricht das Handeln auch dem Denken. Da diese Studien auf der Basis von Fragebogenerhebungen beruhen, stellt sich die Frage, ob die Befragten immer aufrichtig und ganz ehrlich geantwortet haben. Da umweltfreundliches Denken und Handeln in der Gesellschaft sehr positiv bewertet werden, wollten Felonneau und Becker (2008) diese Variable isolieren, weil sie die Resultate möglicherweise verfälschen kann.

Sie führten ihren Versuch mit Studenten aus Bordeaux (Frankreich) und Surrey (Großbritannien) durch. Die Teilnehmer sollten mehrere Skalen ausfüllen, mit denen ihre Einstellung zur Umwelt und ihr entsprechendes Verhalten gemessen wurden. Die verwendeten Skalen entsprachen dem Standardtyp. Die Skala zur Erfassung der Einstellung umfasste 27 entweder positive (etwa: „Mit der Einschränkung meines Wasserverbrauchs leiste ich einen Beitrag zum Schutz der natürlichen Ressourcen") oder negative Aussagen (zum Beispiel: „Mülltrennung lohnt sich nicht"), und die Versuchspersonen sollten angeben, was sie von diesen Äußerungen hielten. Dazu standen ihnen vier Stufen auf der jeweiligen Skala zur Verfügung. Die Messung des Verhaltens erfolgte mithilfe von 19 Items zu den am häufigsten zitierten umweltfreundlichen bzw. -feindlichen Verhaltensweisen, und die Teilnehmer sollten wieder auf einer vierstufigen Skala angeben, wie häufig das betreffende Verhalten auf sie zutraf. Die Studenten erhielten zwei unterschiedliche Anweisungen, wie sie antworten sollten, und die Antworten wurden später miteinander verglichen. Zunächst wurden sie aufgefordert, die Fragen „möglichst ehrlich" zu beantworten. Anschließend bat man sie, die gleichen Fragebögen noch ein zweites Mal auszufüllen, sich aber diesmal in einem „möglichst guten Licht" darzustellen. Tabelle 10.1 gibt die Durchschnittswerte je nach Geschlecht und Anweisung wieder.

Die erteilte Anweisung wirkte sich ganz erheblich auf die Antworten aus. Die Versuchsteilnehmer stimmten den umweltfreundlichen Aussagen sehr viel entschiedener zu und behaupteten sehr viel häufiger, sich ökologisch zu verhalten, wenn sie sich selbst in einem positiven Licht darstellen sollten. Es sei allerdings darauf hingewiesen, dass auch ohne die Anweisung zur positiven Selbstdarstellung die Punktwerte bereits sehr hoch waren und somit die Vermutung nahe liegt, dass bereits eine Strategie der Selbstaufwertung mit am Werk gewesen sein könnte. Diese Unterschiede waren bei beiden Geschlechtern zu beobachten, obwohl die Frauen im Allgemeinen eine umweltfreundlichere Einstellung bekundeten als die Männer (wobei es wirklich nur die Einstellung war, nicht das normalerweise beobachtete ökologischere Verhalten).

Da wir wissen, wie bestimmte Einstellungen oder Verhaltensweisen in der Gesellschaft beurteilt werden, neigen wir dazu, uns dementsprechend darzustellen. In einer zweiten Studie forderten die Autoren ihre Probanden zusätzlich auf, die Fragen so zu beantworten, dass dabei ein möglichst schlechter Eindruck von ihnen entstand. Der Unter-

Tab. 10.1 Durchschnittswerte je Geschlecht der Befragten und der Anweisung

	Einstellung		Verhalten	
	Standard-anweisung	Positive Selbstdar-stellung	Standard-anweisung	Positive Selbstdar-stellung
Männer	2,96	3,65	2,65	3,89
Frauen	3,17	3,74	2,63	3,86

schied zwischen den Antworten fiel dann sehr viel größer aus. Diese Arbeiten haben also gezeigt, dass die Antwortsituation einen beträchtlichen Einfluss auf die Ehrlichkeit ausübt. Bei einem Online-Fragebogen, der absolute Anonymität garantiert, oder bei der Befragung durch eine Person, die offensichtlich unsere eigenen Ansichten teilt, geben wir sehr viel aufrichtiger Auskunft.

Fazit

Wir sind uns also sehr wohl dessen bewusst, was die Gesellschaft von uns erwartet, und einem Vertreter dieser Gesellschaft gegenüber (dem Interviewer) verhalten wir uns deshalb möglicherweise erwartungskonform. Das entspricht aber nicht unbedingt der Wahrheit, denn sobald man im Privatbereich nachforscht, ändern sich die tatsächlichen Verhaltensmuster nur wenig. Die üblichen Sensibilisierungskampagnen und Umweltschutzbotschaften könnten deshalb eher eine schädliche Verstärkung des normativen Drucks bewirken, anstatt die Menschen zu überzeugen, ihr Verhalten zu ändern. Ihre Wirkung wäre damit allenfalls oberflächlich.

11

Unser Denken: der Einfluss von induzierten Gedanken auf die Wahrnehmung unserer Umwelt und unsere Einstellung zu ihr

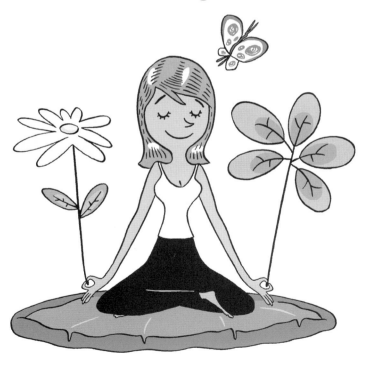

Inhaltsübersicht

60 Wie totes Holz die Gemüter erhitzt!

Viele sozialpsychologische Arbeiten haben gezeigt, dass Dinge in unserer Umgebung unser Urteil und unser Verhalten beeinflussen können. Berkowitz und LePage (1967) haben beispielsweise nachgewiesen, dass eine auf einem Schreibtisch liegende Waffenattrappe Versuchspersonen dazu animierte, anderen Personen später stärkere Elektroschocks zu versetzen; Jacob et al. (2011) haben gezeigt, dass kleine Figürchen in einem Restaurant, die in irgendeinem Zusammenhang mit dem Meer standen, die Gäste dazu bewegten häufiger Fisch zu bestellen. Da ist es nur natürlich, dass Forscher sich auch dafür interessierten, wie sich der Anblick einer Zimmerpflanze auf unser Urteil auswirkt. Wir werden sehen, dass sich ganz automatisch unser Bewusstsein von der Klimaerwärmung verändert, je nachdem in welchem Zustand sich die Pflanze befindet.

Bei einer Studie im Labor sollten Studenten einen Fragebogen ausfüllen, in dem mehrere Themen angesprochen wurden, etwa Politik, Wirtschaft und die Sicherheit unserer Gesellschaft. Eigentlich jedoch ging es um die Klimaerwärmung. In dem Raum, in dem sich die Studenten befanden, standen zwei Ficus-Bäumchen. Das eine war etwa 1,50 Meter hoch und stand auf dem Boden, das andere, von ungefähr 50 Zentimeter Höhe hatte man auf den Schreibtisch gestellt, an dem die Versuchsperson ihren Fragebogen ausfüllte. In der einen Versuchssituation befanden sich die beiden Pflanzen in gutem Zustand und die Blätter waren saftig grün. In der zweiten Situation hatten sie alle

Tab. 11.1 Durchschnittliche Zustimmung zu den Äußerungen über die Klimaerwärmung

Aussage	Gesunde Pflanze	Abgestorbene Pflanze
„Ich habe bereits Anzeichen der Klimaerwärmung bemerkt."	5,3	5,9
„Ich glaube, dass die Temperatur in den letzten Jahren gestiegen ist."	5,1	5,6
„Im Vergleich zur Zeit meiner Kindheit hat sich das Wetter heute verändert."	5,7	5,8
„Ich bin mir sicher, dass die Erderwärmung bereits begonnen hat."	5,4	5,9

Blätter abgeworfen, und es war nicht zu übersehen, dass sie abgestorben waren. Nun wurden die Probanden mit verschiedenen Aussagen konfrontiert. Anhand ihrer Reaktionen konnte man messen, welchen Einfluss der Zustand der Pflanzen auf ihr Bewusstsein von der Klimaerwärmung hatte (Tab. 11.1).

Ganz allgemein wiesen die Ergebnisse darauf hin, dass der Zustand der Pflanze zu unterschiedlichen Urteilen führte. Eine abgestorbene Pflanze verstärkte den Eindruck, dass sich das Klima erwärmt und das Wetter verändert hatten. Offensichtlich veranlasste der bloße Anblick einer toten Pflanze die Probanden, sich des Phänomens der Klimaerwärmung bewusst zu werden. Bei einer Wiederholung des Versuchs konnten die Autoren aufzeigen, dass sich auch die Anzahl der vorhandenen abgestorbenen Pflanzen auf die Wahrnehmung der Probanden auswirkte. Je mehr tote Pflanzen im Raum standen, umso ausgeprägter war ihr Eindruck, dass sich das Klima wandelt. Waren es weniger, fiel dieser Eindruck schwächer aus.

Fazit

Das natürliche oder durch mangelnde Pflege herbeigeführte Absterben einer Pflanze, das überhaupt nichts mit der Klimaerwärmung zu tun hatte, ließ demnach die Probanden die Wichtigkeit dieses Phänomens stärker wahrnehmen und steigerte damit ihre Sorge um die Umwelt. Möglicherweise wäre dies eine gute Strategie, um mit mehr Nachdruck vor einem zu hohen Energieverbrauch und einem unreflektierten Konsumverhalten zu warnen, und so die weitere Erderwärmung zu verhindern.

61 Es wird immer wärmer!

Finden Sie nicht auch, dass das Wetter in letzter Zeit völlig verrückt spielt? Dass es keine richtigen Jahreszeiten mehr gibt? Wahrscheinlich sind das die ersten Anzeichen für die Klimaerwärmung. Oder rührt dieses Gefühl vielleicht daher, dass wir mehr auf die Wettervorhersagen achten, seitdem von diesem Phänomen die Rede ist? Wir haben gerade gesehen, dass die bloße Gegenwart einer abgestorbenen Pflanze unsere Vorstellung vom Ausmaß der Klimaerwärmung verändern konnte. In die gleiche Richtung ging die Vermutung von Li et al. (2011), die untersuchten, wie stark die Außentemperatur unsere Wahrnehmung beeinflusst.

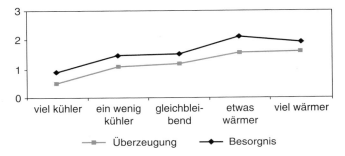

Abb. 11.1 Zusammenhang zwischen Außentemperatur und Glaube an die Klimaerwärmung und Besorgnis darüber (Mittelwerte)

An ihrer Studie nahmen fast 900 Amerikaner und Australier teil. Sie wurden per E-Mail aufgefordert, an einer kurzen Umfrage teilzunehmen und anzugeben, inwieweit sie davon „überzeugt waren, dass die Klimaerwärmung bereits begonnen habe", und wie sehr „sie persönlich durch dieses Phänomen beunruhigt seien". Schließlich fragte man sie noch nach der Außentemperatur. Sie sollten sagen, ob es ihrer Ansicht nach kühler oder wärmer sei als gewöhnlich zu dieser Jahreszeit. Die Ergebnisse sind aus Abb. 11.1 zu ersehen.

Es war festzustellen, dass die Sorge der Menschen mit steigender Temperatur zunahm. In einem zweiten Experiment, das anschließend mit 251 anderen Teilnehmern durchgeführt wurde, fragten die Autoren ihre Probanden, ob sie bereit wären, der Vereinigung „Clean air – Cool planet", die nach Möglichkeiten sucht, den CO_2-Ausstoß zu reduzieren, um dem drohenden Klimawandel entgegenzuwirken, eine Spende zukommen zu lassen, und wenn ja, in welcher Höhe. Die durchschnittliche Spendenhöhe entnehmen Sie Abb. 11.2.

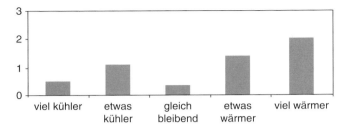

Abb. 11.2 Höhe der beabsichtigten Spende (in Dollar)

Die Beurteilung der Außentemperatur führte also dazu, dass die Probanden das Phänomen der Klimaerwärmung unterschiedlich stark wahrnahmen. Hatten sie den Eindruck, es sei gegenüber der Vergangenheit wärmer geworden, waren sie eher überzeugt davon, dass die Klimaerwärmung bereits begonnen habe, und zeigten sich deshalb besorgter. Diese Wahrnehmung wirkte sich auch auf ihr Verhalten aus, denn sie waren dann eher bereit, selbst etwas zu tun, nämlich in diesem Fall einer Umweltorganisation Geld zu spenden.

Auch hier hat sich wieder gezeigt, dass sich unsere Wahrnehmungen stark unterscheiden und dass situationsbedingte Umstände, die mit dem eigentlichen Problem gar nichts zu tun haben, unsere Wahrnehmung beeinflussen können. In die gleiche Richtung geht die Untersuchung von Joireman et al. (2010), die gezeigt hat, dass Menschen, die an Wörter denken sollten, die im Zusammenhang mit Hitze stehen (sonnig, verbrannt, Äquator, kochen, schwitzen) die Anzeichen einer Klimaerwärmung deutlicher empfanden als andere, die lediglich an neutrale Begriffe dachten.

Fazit

Die Klimaerwärmung ist für uns Menschen ein relativ abstraktes Phänomen. Doch all das, was wir darüber hören, bewirkt, dass wir unsere Aufmerksamkeit auf die Temperaturen konzentrieren, um die beobachtbaren Anzeichen für das Phänomen nicht zu verpassen. Temperaturschwankungen innerhalb der Jahreszeiten hat es aber schon immer gegeben, und sie haben mit dem Phänomen an sich gar nichts zu tun. Trotzdem neigen wir dazu, sie in diesem Sinn zu interpretieren. Wäre es deshalb nicht sinnvoll, vorzugsweise in besonders heißen Zeiten auf die Klimaerwärmung aufmerksam zu machen? Die Ergebnisse der oben geschilderten Studien lassen vermuten, dass die Wirkung der Informationen dann sehr viel stärker ausfiele.

62   Wenn die Liebe nur Illusion ist …

Wir lassen uns also durch eine bestimmte Situation und insbesondere durch das, was sie in unserem kognitiven System auslöst, beeinflussen. Man spricht in diesem Fall vom kognitiven *priming*. In Kapitel 7 haben wir gezeigt, dass Menschen eine derart starke Bindung und intensive Beziehung zur Natur entwickeln können, dass sie fast der Liebe zwischen zwei Partnern gleich kommt (Schultz et al. 2004). Da sich mit der Methode des kognitiven *priming* nachweisbar Beziehungen zwischen Menschen herstellen lassen, haben sich einige Autoren gefragt, ob sich damit nicht auch – wenn auch auf etwas künstliche Weise – ein enges Verhältnis zwischen Mensch und Umwelt erreichen ließe.

Davis et al. (2009) forderten Studenten auf, an einer Studie zum Thema Ökologie teilzunehmen. Sie sollten mehrere Fragebögen zu ihrem Umweltdenken und - handeln ausfüllen, nachdem sie zuvor unter zwei verschiedenen Bedingungen einem kognitiven *priming* ausgesetzt worden waren. Unter der Bedingung „starke Bindung" bat man die Studenten, fünf offene Fragen zu beantworten, durch die in ihrem kognitiven System eine starke Bindung zur Umwelt hergestellte wurde. Es handelte sich dabei um Fragen wie: „Beschreiben Sie eine oder zwei Situationen, in denen Ihnen ein Aufenthalt in der Natur gut getan hat." Unter der Bedingung „schwache Bindung" sollten die Studenten ebenfalls fünf offene Fragen beantworten, aber diese zielten darauf ab, die Unabhängigkeit von der Umwelt zu betonen. Die Fragen lauteten beispielsweise: „Die meisten Dinge, die wir tun, sind für die Umwelt nicht förderlich. Welche Ihrer täglichen Handlungen hat keine Folgen für die Umwelt?" Beim Verlassen des Raums wurden die Studenten von einem ehrenamtlichen Mitarbeiter einer Umweltschutzorganisation angesprochen, der Flugblätter zur Gewässerverschmutzung verteilte. Er forderte sie auf, am kommenden Samstag bei der Reinigung eines Flusses mitzumachen. Im Fall einer Ablehnung bat er sie um ihre E-Mail-Adresse, um sie über weitere Aktionen zu informieren, an denen sie sich dann beteiligen könnten. Die Ergebnisse zeigt Tab. 11.2.

Die Personen, denen suggeriert worden war, sie hätten eine intensive Beziehung zur Umwelt, verhielten sich genau so wie Menschen, die eine solche Bindung von sich aus entwickelt haben. Sie dachten nicht nur umweltbewusster,

Tab. 11.2   Meinungen und Verhaltensweisen je nach Art des induzierten Verhältnisses zur Umwelt

	Starke Bindung	Schwache Bindung
Einstellung zur Umwelt	3,67	3,55
Erklärte Bereitschaft	3,35	3,07
Tatsächliches Verhalten	54 %	32 %

sondern verhielten sich ihren eigenen Angaben zufolge auch tatsächlich dementsprechend. Diese Studenten waren deshalb eher bereit, an der Flussreinigung oder zumindest einer ähnlichen Aktion mitzuwirken.

Ihr Verhältnis zur Umwelt hat demnach bei manchen Menschen nicht zu unterschätzende Auswirkungen auf ihr Verhalten. Das ist zwar nichts Neues, doch hat der Versuch gezeigt, dass diese Beziehung äußerst subjektiv ist und je nach Situation und den mit ihr verbundenen Erinnerungen schwanken kann.

Fazit

Es lässt sich also nicht leugnen, dass induzierte Gedanken unbewusst einen Einfluss ausüben. Sollte man angesichts dieser Ergebnisse den Menschen nicht zunächst einmal die Gelegenheit geben, über ihr Verhältnis zur Natur nachzudenken oder es zu überdenken, bevor man sie mit Umweltbotschaften konfrontiert?

63   Wir kommen alle ins Paradies ...

Im Angesicht des Todes sind wir alle gleich, aber der Gedanke an ihn ist uns nicht angenehm. Einige Forscher wollten herausfinden, was es bewirken würde, wenn man den Menschen Gedanken an das eigene Ende induzierte. Und es hat den Anschein, als könnte man damit unter bestimmten Umständen dem Umweltschutz einen Dienst erweisen. Denn die Antizipation unseres eigenen Todes veranlasst uns anscheinend, uns eher so zu verhalten, wie es von uns erwartet wird. Sollte das eine Möglichkeit sein, uns von unseren Sünden zu befreien?

Fritsche et al. (2010) baten 107 Studenten um ihre Teilnahme an einer Studie, in der es angeblich um eine neue Kaffeesorte ging. Im Labor versprach man ihnen als Dank für ihre Beteiligung im Anschluss an den Test ein Getränk ihrer Wahl, Tee oder Kaffee, und zwar entweder in einer wiederverwendbaren Tasse oder in einem Einwegplastikbecher. Nun sollten die Studenten zunächst an einem Computer ein Passwort eingeben, das vor ihnen an der Tafel stand. Anschließend sollten sie verschiedene Fragen zu ihren Lieblingsgetränken beantworten und sich dann einen Werbefilm ansehen, in dem eine junge Dame die fantastische Qualität des Kaffees anpries. Der Versuch fand unter vier verschiedenen Bedingungen statt, bei denen den Studenten Gedanken an den eigenen Tod und ein umweltfreundliches Verhalten induziert wurden oder nicht. Unter der Bedingung „Evozieren des eigenen Todes – Umweltfreundlichkeit" standen rein zufällig einige Zeilen eines Gedichts von Friedrich Schiller an der Tafel (Elegie auf den Tod eines Jünglings), und alle Begriffe, die in irgendeinem

Zusammenhang mit dem Tod standen, waren unterstrichen. In dem Werbespot zeigte sich außerdem die junge Dame ganz begeistert darüber, ihren Kaffee aus einer Porzellantasse zu trinken und nicht aus einem umweltschädlichen Einwegbecher aus Plastik. Unter der Bedingung „Umweltbewusstsein ohne Evozieren des eigenen Todes" hatte man die auf den Tod anspielenden markierten Wörter durch neutrale Begriffe ersetzt. Unter der Bedingung „Evozieren des eigenen Todes ohne Aktivierung des Umweltbewusstseins" waren zwar die düsteren Wörter unterstrichen, aber in dem Werbefilm fand die junge Dame es wunderbar, ihren Kaffee während der Arbeit genießen zu können. Und schließlich gab es noch die Bedingung „weder Evozieren des eigenen Todes noch Aktivierung des Umweltbewusstseins". Die Wirkung der jeweils induzierten Gedanken wurde daran gemessen, in welchem Behälter die Probanden ihr Getränk serviert bekommen wollten. Die Tab. 11.3 zeigt die Ergebnisse.

Schon allein die Tatsache, dass die Studenten positive Äußerungen über ökologische Trinkgefäße gehört hatten, beeinflusste ihre Wahl, doch der Unterschied fiel noch deutlicher aus, wenn sie, ausgelöst durch die Schillerschen Verse, zuvor Gelegenheit hatten, an den Tod zu denken.

Menschen, die dazu gebracht werden, an ihren eigenen Tod zu denken, verhalten sich eher so, wie es zu dem betreffenden Zeitpunkt und in der jeweiligen Situation erwünscht ist und von ihnen erwartet wird. Die Wirkung einer solchen Vorgehensweise hängt also stark davon ab, welche Hinweise dem Menschen unterschwellig vermitteln, was von ihm erwartet wird. Das gleiche Experiment führte nämlich zu genau den entgegengesetzten Ergebnissen, wenn unbewusst

Tab. 11.3   Wahl der Porzellantasse je nach Versuchsbedingung

	Evozieren des eigenen Todes	Kein Evozieren des eigenen Todes
Aktivierung des Umweltbewusstseins	58 %	31 %
Keine Aktivierung des Umweltbewusstseins	19 %	24 %

der Gedanke evoziert wurde, umweltschädliches Verhalten sei erwünscht (Fritsche et al. 2010, Exp. 1). Der dem Menschen eigene Hang zum Konformismus eröffnete ihm in diesem Fall anscheinend die Möglichkeit, sich als Teil eines Kollektivs zu sehen, was bei der Antizipation des eigenen Todes unmöglich war. Wir leben zwar gemeinsam, aber jeder stirbt für sich allein!

Fazit

Einige Sensibilisierungskampagnen setzen auf die Wirkung von Angstgefühlen. Auf dem Gebiet des Umweltschutzes betonen sie deshalb die langfristigen, negativen Folgen unserer Umweltsünden für die Tier- und Pflanzenwelt. Glaubt man den Ergebnissen des oben geschilderten Experiments, ließe sich die Effizienz solcher Kampagnen noch steigern, wenn man den Menschen die radikalen Folgen ihres Handelns für die Menschheit an sich und ganz speziell für sie, die Zuschauer, vor Augen führte, die die betreffende Botschaft gerade im Fernsehen sehen. Natürlich ist ihnen zu verstehen zu geben, dass ihr umweltbewusstes Verhalten erwünscht ist.

12

Freiwilligkeit und Verpflichtung: der Einfluss alternativer Strategien auf das ökologische Handeln

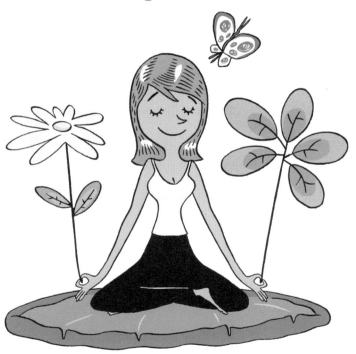

Inhaltsübersicht

64   Es steht mir frei, ob ich meinen Müll trennen will ...

Aus sozialpsychologischen Studien wissen wir, dass es von Bedeutung sein kann, wenn bei der Aufforderung zu einem bestimmten Verhalten auch ganz einfache Dinge erwähnt werden, die auf den ersten Blick für die betreffende Situation unwesentlich erscheinen. Ein Beispiel hierfür ist die Formulierung: „Es steht Ihnen natürlich frei …" An einem sonnigen Tag baten Pascual und Guéguen (2002) Passanten auf der Straße, ihnen mit einigen Cent für einen Busfahrschein auszuhelfen. Die Hälfte der Leute wurde ganz normal angesprochen, doch bei den anderen fügten sie ihrer Bitte den Satz hinzu: „Es steht Ihnen natürlich völlig frei, zu helfen oder nicht." Es stellte sich heraus, dass die Passanten, die auf diese Weise gebeten wurden, ihren Geldbeutel häufiger zückten und sich durchschnittlich auch als großzügiger erwiesen. Guéguen et al. (2010) wollten nun sehen, wie sich ein solcher Satz auf die Praxis der häuslichen Mülltrennung auswirkte.

An ihrer Studie waren 100 Bewohner der südlichen Bretagne beteiligt. Eine Versuchsleiterin suchte diese zu Hause auf und erklärte, sie arbeite an einer Studie über das Recycling von Hausmüll. Unter der Kontrollbedingung bat sie die Familien, einen Monat lang ein Mülltrennungstagebuch zu führen und die Menge des anfallenden Plastik-, Papier- oder Glasabfalls zu notieren (das Gewicht der Müllsäcke oder die Anzahl der Flaschen). Unter der eigentlichen Versuchsbedingung fügte sie ihrer Bitte noch den Satz hinzu: „Selbstverständlich steht es Ihnen frei, ob Sie sich dazu

Tab. 12.1 Verbale Bereitschaft und tatsächliche Durchführung

	Kontrollgruppe	„Es steht Ihnen frei …"
Verbale Zusage	40 %	56 %
Tagebuchführung:		
Überhaupt nicht	85,7 %	51 %
Eine Woche oder weniger	2 %	12,3 %
2 bis 3 Wochen	4,1 %	10,2 %
Einen ganzen Monat lang	8,2 %	26,5 %

bereit erklären oder nicht." Einen Monat später besuchte die Versuchsleiterin die Teilnehmer ein zweites Mal, um die Mülltrennungstagebücher wieder einzusammeln. Wie die Ergebnisse ausfielen, zeigt Tab. 12.1.

Vergleicht man die verbale Bereitschaft mit dem konkreten Handeln der beiden Versuchsgruppen, so stellt man einen erheblichen Unterschied fest. Bei einer genaueren Betrachtung der Daten zeigt sich aber, dass die Personen, denen es freigestellt worden war mitzumachen, sich nicht nur häufiger zur Teilnahme bereit erklärten als die Probanden der Kontrollgruppe, sondern das Tagebuch auch tatsächlich häufiger und über einen längeren Zeitraum hinweg führten.

Wie vermutet, erwies sich dieses zuvor am Altruismus getestete Verfahren auch im Zusammenhang mit ökologischen Verhaltensweisen als effizient. Diese Untersuchung hat auch bewiesen, dass die Wirkung dauerhafter ist, denn nach einem Monat führten mehr Personen als in der Kontrollgruppe das Tagebuch immer noch. Wie kommt es, dass diese Formulierung eine solche Wirkung erzeugt? Manche Autoren vertreten die Auffassung, ein seiner Freiheit beraubter Mensch strebe danach, sie wiederzuerlangen, und tue deshalb genau das Gegenteil von dem, was von ihm erwartet wird. Werde ihm aber nun durch eine bestimmte Formulierung das Gefühl vermittelt, er handle aus freien Stücken, trete die umgekehrte Wirkung ein. Andere wiederum meinen, eine solche Formulierung wecke mehr Schuldgefühle, wenn man die Bitte ablehne. Der Mensch antizipiere dieses unangenehme Gefühl, wolle es vermeiden und gehe deshalb bereitwilliger auf das an ihn herangetragene Anliegen ein.

Fazit

Die Deutung dieses Phänomens ist bis heute noch nicht eindeutig geklärt, doch die Forschung belegt, dass ein Mensch paradoxerweise mit größerer Wahrscheinlichkeit ein gefordertes Verhalten an den Tag legt, zu dem er von sich aus nicht bereit gewesen wäre, wenn man ihm zu verstehen gibt, es stehe ihm frei …. Sie haben schon alles versucht, Ihre Kinder dazu zu bewegen, beim Verlassen des Raumes das Licht auszuschalten? Probieren Sie es doch einmal mit der Zauberformel!

65   Halten Sie sich an Ihren Entschluss

Wussten Sie das schon? Haben wir unter bestimmten Umständen einmal eine Entscheidung getroffen, halten wir uns zwangsläufig auch in Zukunft daran. Man spricht dann vom so genannten Einfriereffekt der Entscheidung. Was

könnte Menschen dabei helfen, sich so umweltbewusst zu
verhalten, wie es von ihnen erwartet wird? Stichhaltige Argumente? Geld? Möglicherweise reicht schon ein ganz einfacher Entschluss.

Pardini und Katzev (1983) wollten Haushalte dazu bewegen, ihre alten Zeitungen zu recyceln und sich an einer
Altpapiersammelaktion zu beteiligen. Es gab drei Versuchsbedingungen. Unter der Bedingung „Information"
warfen die Versuchsleiter Informationsbroschüren mit
den Terminen für die beiden ersten Sammelaktionen in
die Briefkästen der Teilnehmer. Unter der Bedingung
„schwache Verpflichtung" wurden die Versuchsteilnehmer
persönlich aufgesucht und erhielten die gleiche Broschüre,
doch bevor der Versuchsleiter wieder ging, forderte er sie
auf, eine Entscheidung zu treffen: „Sind Sie bereit, an dem
Recyclingprojekt teilzunehmen?" Unter der Bedingung
„starke Verpflichtung" war die Situation die gleiche wie zuvor, nur bat man die Personen, eine schriftliche Verpflichtungserklärung abzugeben. Sie lautete: „Im Interesse der
Umwelt verpflichte ich mich und meine Familie, in den
kommenden zwei Wochen an dem Projekt zum Recycling
von Altpapier teilzunehmen." Zwei Wochen später wurden
alle Haushalte erneut aufgesucht, um zu überprüfen, ob
die Kontrollgruppe die Broschüre auch wirklich erhalten
hatte, und um den beiden „Verpflichtungsgruppen" mitzuteilen, dass sie nun von ihrer mündlichen oder schrift-
lichen Zusage entbunden seien. Alle Haushalte erhielten
eine neue Broschüre mit den Terminen für die nächsten
Papierabholaktionen. Wie viel Altpapier gesammelt wurde, entnehmen Sie Tab. 12.2.

Tab. 12.2 Menge des in den verschiedenen Phasen gesammelten Altpapiers

	Versuchsphase	**Anschlussphase**
Information	70 Pfund	57 Pfund
Schwache Verpflichtung	210 Pfund	54 Pfund
Starke Verpflichtung	247 Pfund	166 Pfund

Aus den beiden „Verpflichtungsgruppen" beteiligten sich mehr Haushalte an der Sammelaktion und recycelten deshalb eine größere Menge an Altpapier als aus der „Informationsgruppe". Die Intensität der Verpflichtung wirkte offenbar noch in die Anschlussphase hinein, denn während die Haushalte, die sich lediglich mündlich verpflichtet hatten, ihr Recycling nach zwei Wochen wieder aufgaben und auf das Niveau der Informationsgruppe zurückfielen, hatten die Haushalte, die eine schriftliche Verpflichtungserklärung abgegeben hatten, ihren Entschluss offensichtlich verinnerlicht und setzten das Sammeln von Altpapier auch noch fort, als sie längst von ihrer Zusage entbunden waren.

Die Verpflichtungstheorie (Kiesler 1971; Joule und Beauvois 1998) belegt, dass wir uns an eine Verpflichtung halten, vorausgesetzt, wir haben den Eindruck, sie freiwillig eingegangen zu sein. Warum? Wie wir zuvor gesehen haben, werden unser Handeln und unser Urteil durch soziale Normen gelenkt, und eine in unserer Gesellschaft ganz besonders prägende Norm ist die Verlässlichkeit. Um in den Augen der anderen und auch vor uns selbst verlässlich zu erscheinen, versuchen wir, uns an einmal getroffene Entscheidungen zu halten.

Fazit

Es ist schon erstaunlich. Ein Mensch, der bisher nie seine alten Zeitungen recycelte, kann durch ein persönliches Gespräch dazu gebracht werden. Umweltfreundliches Verhalten ist gut angesehen. Im Privatbereich ist es zwar leicht, sich anders zu verhalten als die Gesellschaft es von uns erwartet, doch diese Position nach außen zu vertreten, ist schon viel schwieriger. Erscheint ein einmal getroffener Entschluss in gewisser Weise unwiderrufbar, ist die Wahrscheinlichkeit hoch, dass man sich für immer an ihn hält. Wie sieht es mit Ihnen aus? Sind Sie bereit, Energiesparlampen zu verwenden? Ja? Gut, ich zähle auf Sie.

66   Der Schlüssel liegt im gemeinsamen Handeln!

Die Entdeckung des Einfriereffekts stammt aus der Zeit des Zweiten Weltkrieges, als K. Lewin (1947) versuchte, amerikanische Hausfrauen davon zu überzeugen, ihre Ernährungsgewohnheiten umzustellen, um einer drohenden Lebensmittelknappheit entgegenzuwirken. Nachdem die herkömmlichen Strategien gescheitert waren, kam er darauf, dass Gruppendynamik ihm dabei vielleicht hilfreich sein könnte. Deshalb sorgte er zunächst einmal dafür, dass sich unter den Hausfrauen eine Art von Verbundenheit entwickelte, und dann forderte er sie auf, öffentlich eine Entscheidung zu treffen. Auf diese Weise gelang es ihm, eine beträchtliche Anzahl von ihnen dazu zu bewegen, ihr Verhalten zu ändern. Ausgehend von Lewins Arbeiten wollten

Wang und Katzev (1990) alte Menschen dazu motivieren, ihr Altpapier zu recyceln.

24 Bewohner eines Seniorenheimes nahmen an dem dreiphasigen Experiment teil. In der ersten Phase wurden Broschüren verteilt, die über die verschiedenen Möglichkeiten informierten, Altpapier zu recyceln, zu sortieren und zu lagern. In der zweiten Phase nach ungefähr drei Wochen fand eine Informationsveranstaltung statt, auf der den Bewohnern mitgeteilt wurde, dass ein Abholdienst für Altpapier eingerichtet worden sei. Außerdem forderte man sie auf, sich über die vorgeschlagenen Möglichkeiten des Papier-Recyclings auszutauschen und vor allem gemeinsam den Beschluss zu fassen, bei dem Projekt mitzumachen. Anschließend händigte man ihnen ein Formular aus, mit dem sie sich zur Teilnahme verpflichten sollten. Die Verpflichtungserklärung lautete sinngemäß: „Wir, die Bewohner des zweiten Stocks des Heimes (…) sind bereit, vier Wochen lang unser Altpapier nach der vorgeschlagenen Methode zu sortieren und es dem Recycling zuzuführen." Fast alle Bewohner waren bereit, das Formular zu unterschreiben. Das Experiment schloss mit der dritten Phase. Die Bewohner erhielten nun ein Dankesschreiben, in dem sie von ihrer Verpflichtung entbunden und gleichzeitig darüber informiert wurden, dass die Papiertrennung noch weitere vier Wochen möglich sei. Wie viel Kilo Altpapier pro Kopf in den drei Versuchsphasen jeweils gesammelt wurden, geht aus Tab. 12.3 hervor.

Wie erwartet, erwies sich die kollektive Verpflichtung als ebenso effektiv wie die individuelle. Nicht erwartet hatte man allerdings, dass die Menge des gesammelten Altpapiers auch in der dritten Phase noch zunahm, obwohl die Bewohner bereits von ihrer Verpflichtung entbunden waren.

Tab. 12.3   Menge des in den drei Phasen gesammelten Altpapiers

	Papiermenge pro Kopf
Phase 1: Verteilung der Boschüren	3,31 kg
Phase 2: Schriftliche Verpflichtung der Bewohner	4,85 kg
Phase 3: Ende der Verpflichtung und Anschlussphase	7,76 kg

Nach Ansicht der Autoren könnte das darauf zurückzuführen sein, dass sich dem Projekt verspätet auch noch Heimbewohner anschlossen, die ihre Teilnahme zunächst abgelehnt hatten. Sie hatten gesehen, dass die meisten ihrer Nachbarn und Mitbewohner sich daran beteiligten und wollten nun auch mitmachen.

Für den Einfriereffekt von Entscheidungen ist das Gefühl ausschlaggebend, den Entschluss aus freien Stücken getroffen zu haben. Doch durch zusätzliche Faktoren wie die ausdrückliche Bekanntgabe seines Entschlusses in der Öffentlichkeit kann dieser Effekt noch verstärkt werden. Das jedenfalls scheint hier der Fall gewesen zu sein. Außerdem entwickelt eine Gruppe ihre ganz eigene Dynamik. Die Mehrheit setzt eine Richtlinie für das Verhalten fest, und wenn die Mitglieder sich nicht ausschließen wollen, müssen sie sich daran halten.

Fazit

Schließen Sie sich einer Gruppe an! Die Gruppendynamik unterstützt die Einführung neuer Praktiken und fördert auch die Einbeziehung von Personen, die ihre Teilnahme zunächst verweigert hatten. Denn je stärker der Zusammenhalt einer Gruppe, umso größer ist ihre Wirkung! Das gilt allerdings leider sowohl im positiven als auch im negativen Sinn!

67 Ein Geschenk mit Haken ...

Wir haben bereits gesehen, dass man Menschen mit einem Geschenk dazu bringen konnte, sich umweltbewusst zu verhalten. Die Wirkung war allerdings nur von kurzer Dauer und wurde auch nicht auf andere Verhaltensweisen übertragen, obwohl diese ganz eindeutig in den gleichen Zusammenhang gehörten. Der begrenzte Erfolg dieses Verfahrens wurde damit erklärt, dass die Probanden den einzigen Grund für ihre Bereitschaft zum Engagement in einer Belohnung sahen. Nach Ansicht von Pallak et al. (1980) ließen sich die Schwächen des Belohnungsansatzes durch das so genannte *priming* (Cialdini et al. 1978) ausgleichen. Dabei handelt es sich ursprünglich um eine Methode aus der Praxis des Verkaufs an der Haustür, bei der das Interesse des potenziellen Kunden durch die Aussicht auf eine Belohnung geweckt werden soll, die allerdings später dann gar nicht erfolgt. Mit dieser Belohnung lässt sich das gewünschte Verhalten leichter hervorrufen, auch wenn sie nicht der eigentliche Grund dafür ist.

Zu Beginn des Winters 1973 führten Pallak et al. (1980) eine Studie mit 212 Einwohnern von Iowa City durch, um sie dazu zu bringen, ihren Erdgasverbrauch zu senken. Die

Tab. 12.4 Senkung des Erdgasverbrauchs in den Versuchsgruppen im Vergleich zur Kontrollgruppe

	Aufklärung	Priming
Nach einem Monat	0 %	12,5 %
Ende des Winters	0 %	15,5 %

Probanden wurden zu Hause aufgesucht und anschließend in drei Versuchsgruppen eingeteilt. Bei der Kontrollgruppe begnügten sich die Versuchsleiter damit, die Gaszähler der Haushalte im Einvernehmen mit dem Erdgaslieferanten mehrmals abzulesen. Dadurch erhielten sie Referenzwerte, mit denen sich später die Werte der anderen Gruppen vergleichen ließen. Die Teilnehmer der zweiten Gruppe, der so genannten „Aufklärungsgruppe", erhielten Besuch von einem der Versuchsleiter, der ihnen verschiedene Kniffe zur Energieeinsparung verriet und sie bat, diese für seine Studie einen Monat lang auszuprobieren. In der „*Priming*gruppe" wurden die Hausbewohner ebenfalls von einem Versuchsleiter aufgesucht, doch dieser versprach ihnen darüber hinaus, dass ihr Name als Anerkennung für die Teilnahme an der Untersuchung in einer Lokalzeitung erwähnt würde. Einen Monat später wurden die Zähler zum ersten Mal abgelesen und die den Teilnehmern der *Priming*gruppe versprochene Belohnung wieder zurückgenommen. Sie erhielten nämlich ein Schreiben, in dem ihnen kurz mitgeteilt wurde, es sei leider doch nicht möglich, ihre Bemühungen öffentlich zu machen. Am Ende des Winters wurden die Zähler erneut abgelesen, um zu sehen, wie viel Energie eingespart worden war. Die Ergebnisse zeigt Tab. 12.4.

Der Zählerstand bewies, dass die Teilnehmer der „*Priming*gruppe" ihren Energieverbrauch bereits einen Monat nach dem Besuch des Versuchsleiters erheblich gesenkt

Tab. 12.5 Senkung des Stromverbrauchs in den Versuchsgruppen im Vergleich zur Kontrollgruppe

	Aufklärung	Priming
Nach einem Monat	0 %	27,8 %
Ende des Sommers	0 %	41,6 %

hatten, wohingegen die „Aufklärungsgruppe" keine Einsparung aufweisen konnte. Ende des Winters, also nachdem die Versuchsteilnehmer bereits schriftlich darüber informiert worden waren, dass ihre Namen nicht veröffentlicht werden konnten, betrug die Einsparung in der „Priminggruppe" 15,5 %. In der „Aufklärungsgruppe" dagegen war auch weiterhin keine Senkung des Verbrauchs zu verzeichnen.

Im Gegensatz zu dem, was man aufgrund der Forschungen zur Belohnung erwartet hätte, führte die Rücknahme des Versprechens dazu, dass die Versuchspersonen trotzdem an ihrem veränderten Verhalten festhielten.

Pallak et al. (1980) wollten sehen, ob sich diese Resultate wiederholen ließen, und führten deshalb eine zweite Untersuchung zum Stromverbrauch im Sommer durch. Die Zähler der Haushalte wurden unter drei verschiedenen Versuchsbedingungen abgelesen, und genau wie im vorausgegangenen Experiment wurde den Teilnehmern der *Priming*gruppe einen Monat nach Beginn der Studie schriftlich mitgeteilt, es sei leider unmöglich, ihre Namen zu veröffentlichen. Wie die Ergebnisse diesmal ausfielen, zeigt Tab. 12.5.

Während in der „Aufklärungsgruppe" keine Senkung des Stromverbrauchs zu verzeichnen war, lag sie in der

„*Priming*gruppe" nach einem Monat bereits bei fast 28 %, und am Ende des Sommers war der Energieverbrauch sogar noch weiter zurückgegangen.

Die Wirkung des *Priming* war offenbar nachhaltig. Das Versprechen einer Belohnung, mit dem zunächst nur ein bestimmtes Verhalten angestoßen werden sollte und das später wieder zurückgenommen wurde, führte zu dauerhaften Verhaltensänderungen. Nach Ansicht von Cialdini (2004) war der beobachtete Effekt darauf zurückzuführen, dass das bloße Versprechen, namentlich in der Zeitung erwähnt zu werden, also eine eigentlich banale Belohnung, als Begründung für die geforderten Bemühungen nicht ausreichte. Die Probanden mussten deshalb eine Rechtfertigung dafür finden, ihre Anstrengungen fortzusetzen. Möglicherweise meinten sie, auf diese Weise etwas für die Umwelt zu tun, vielleicht waren sie auch stolz auf sich oder stellten fest, dass sie dabei Geld sparen konnten. Cialdini zufolge hat die Rücknahme der versprochenen Belohnung den persönlichen Rechtfertigungen der Probanden mehr Gewicht verliehen, so dass sie sich voll und ganz mit ihrem Verhalten identifizieren konnten. Da sie nicht um einer Belohnung willen Energie sparten, sondern für sich ganz persönlich, verloren sie nicht das Interesse an ihren Bemühungen. Ein Beweis dafür war der weiterhin sinkende Energieverbrauch.

Fazit

Diese Technik ist zwar eigentlich nicht sehr moralisch, erweist sich aber als eine wirksame Methode, um das Verhalten zu beeinflussen. Vor allem lernen wir daraus, dass eine Belohnung immer nur als ein erster Anreiz dienen darf, wenn man eine dauerhafte Veränderung des Verhaltens erzielen will. Unabhängig davon, ob das Versprechen wieder zurückgenommen wird oder nicht, darf es auf keinen Fall der einzige Grund für das gewünschte Verhalten sein. Nur dann sucht der Mensch nämlich in sich selbst und nicht in der Situation nach den Gründen für sein Handeln und verinnerlicht schließlich sein verändertes Verhalten.

68   In den Fängen der Freiheit

Wir haben gesehen, dass einer Bitte mit größerer Wahrscheinlichkeit entsprochen wurde, wenn diese mit der Beteuerung einherging, es stehe dem Betreffenden frei, sie zu erfüllen. Einige Autoren haben nun versucht, die Wirkung einer solchen Beteuerung mit einem in der Sozialpsychologie gut bekannten Verfahren zu verbinden, und zwar mit der „Fuß-in-der-Tür"-Methode. Dieses Verfahren wurde von Freedman und Fraser (1966) entdeckt und besteht darin, eine Person zunächst um etwas zu bitten, was sie nur wenig Mühe kostet, und sie erst anschließend mit dem eigentlichen Anliegen zu konfrontieren.

> Dufourc-Brana et al. (2006) haben verschiedene Haushalte aufgesucht und die Bewohner gebeten, einen Monat lang ein Mülltrennungstagebuch zu führen und alles aufzuschreiben, was sie freiwillig zu den Recycling-Containern gebracht hatten. Die Teilnehmer der Kontrollgruppe wurden ganz direkt mit diesem Anliegen konfrontiert. Unter der Bedingung „Fuß-in-der-Tür" bat man sie zunächst,

Tab. 12.6 Teilnahmebereitschaft

	Bereitschaft, an der Studie teilzunehmen
Kontrollgruppe	42 %
„Fuß-in-der-Tür"	63 %
„Fuß-in-der-Tür" plus Freiwilligkeit	80,9 %

einige Fragen zur getrennten Müllentsorgung zu beantworten. Man stellte ihnen ungefähr zehn Fragen dazu, was sie vom Müllrecycling hielten und wie schwierig es für sie war, ihre Abfälle zu lagern und zu transportieren. Einige Tage bis Wochen später erhielten sie erneut Besuch von den Versuchsleitern, die sie nun baten, zur Vervollständigung ihrer Studie ein Tagebuch zu führen. Bei einer dritten Versuchskonstellation ging man fast genauso vor wie bei der zweiten Gruppe, nur stellte man den angesprochenen Personen in diesem Fall frei, den kurzen Fragenkatalog zu beantworten: „Selbstverständlich ist es Ihre freie Entscheidung, ob Sie an der Studie teilnehmen wollen oder nicht …" Sehen Sie die Ergebnisse in Tab. 12.6.

Im Zusammenhang mit dem Umweltschutz erwies sich das „Fuß-in-der-Tür"-Verfahren als relativ effizient. Die Wirkung ließ sich aber noch deutlich steigern, wenn man bei der vorbereitenden Befragung auf die Freiwilligkeit der Teilnehmer hinwies. In diesem Fall fiel die Bereitschaft fast doppelt so hoch aus wie in der Kontrollsituation.

Die Autoren haben noch weiter analysiert, welche Wirkung Freiwilligkeit haben kann. Normalerweise wurden die beiden Anfragen in einem zeitlichen Abstand formuliert, der zwischen zwei Sekunden und etwa zwei Wochen variierte. Die Versuchsleiter wollten nun herausfinden, ob sich dieser Abstand durch die Erklärung, alles gesche-

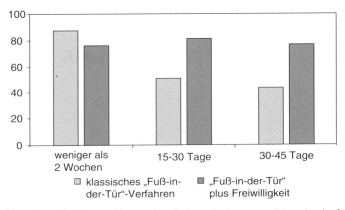

Abb. 12.1 Zeitlicher Abstand zwischen Anfrage und Bereitschaft

he freiwillig, vergrößern ließ. Deshalb wurden einige der Versuchshaushalte zehn bis 15 Tage nach der ersten Bitte erneut kontaktiert, andere 15 bis 30 Tage später und wieder andere erst nach 30 bis 45 Tagen. Wie die Ergebnisse ausfielen, zeigt Abb. 12.1.

Bei einer Koppelung der „Fuß-in-der-Tür"-Methode mit dem Hinweis auf Freiwilligkeit ließ die Wirkung nicht so schnell nach wie normalerweise, denn diese Wirkung war sogar dann noch vorhanden, wenn die erste vorbereitende Befragung bereits einen Monat zurücklag.

Einige Autoren (Joule und Beauvois 1998) meinen, das „Fuß-in-der-Tür"-Verfahren wirke genauso wie die Unterschrift unter eine Verpflichtungserklärung. In diesem Fall verpflichte sich der Betreffende zwar nicht ausdrücklich, aber seine Bereitschaft, einer ersten Bitte nachzukommen, die allerdings nur einen geringen Aufwand erforderte, ver-

anlasse ihn dazu, den einmal eingeschlagenen Weg fortzusetzen.

Fazit

Mehr als 40 Jahre nach seiner Entdeckung erweist sich das
„Fuß-in-der-Tür"-Verfahren immer noch als effizient und
lässt sich auch einsetzen, um ein verstärktes Umweltbewusstsein zu wecken. Seine Wirkung kann sogar noch gesteigert
werden, wenn man es zuvor durch einige theoretische Vor-
bereitungen ergänzt. Die Betonung der Freiwilligkeit allein
erhöhte bereits die Wahrscheinlichkeit, dass angesprochene
Personen sich auf eine Befragung einließen, und wie wir an
diesem Beispiel sehen, hinterließ dieser Hinweis offenbar
auch einen starken Eindruck in ihrem kognitiven System.

69   Ohne Fleiß kein Preis

Übung macht den Meister, und möglicherweise entwickelt
man auch ein verstärktes Umweltbewusstsein, wenn man
sich aktiv für die Umwelt einsetzt. Das jedenfalls vermuteten die ersten Wissenschaftler, die sich mit dem „Fuß-in-
der-Tür"-Verfahren beschäftigten. Autoren wie Bem (1972)
meinten, die Ursache für den „Fuß-in-der-Tür"-Effekt läge
möglicherweise in einer Veränderung des Selbstbildes. Damit trat ihre Theorie in Konkurrenz zu der Verpflichtungstheorie. Ihrer Ansicht nach bekommt ein Mensch, der einen
ersten, mit wenig Aufwand verbundenen Schritt getan hat,
das Gefühl, damit zu jenem Kreis von Personen zu gehören,

die sich immer so verhalten. Und deshalb sei er nun auch bereit, sich ähnliche Verhaltensweisen zu eigen zu machen, selbst wenn diese mit mehr Mühe verbunden sein sollten. Auf der Grundlage dieser Annahme wollten Goldman et al. (1982) den Erfolg der Methode noch verbessern, indem sie dem jeweils Angesprochenen vermittelten, mit seinem Verhalten beweise er einen positiven Charakterzug. Und die Wirkung wurde dadurch tatsächlich gesteigert. Meineri und Guéguen (in Vorbereitung) haben nun getestet, wie sich diese Kombination auf dem Gebiet des Umweltschutzes bewährt.

Ziel ihres Experiments war es, zufällig vorbeigehende Passanten auf der Straße zu einer Reaktion zu veranlassen, wenn eine andere Person vor ihren Augen eine leere Getränkedose auf den Boden warf. Sie verglichen drei Versuchssituationen miteinander. Bei der klassischen „Fuß-in-der-Tür"-Methode wurde der Passant zuvor von einem Versuchsleiter angesprochen, der sich als ehrenamtlicher Mitarbeiter einer Umweltschutzorganisation ausgab, und ihn bat, einige kurze Fragen zur Umwelt zu beantworten. Danach bedankte er sich, und der Passant ging weiter. Kurze Zeit später begegnete er dann dem Umweltsünder. Unter der Bedingung „Fuß-in-der-Tür plus Etikettierung" wurde der Passant auf die gleiche Weise angesprochen wie zuvor, nur attestierte ihm der Versuchsleiter nach der Befragung ein hohes Maß an Umweltbewusstsein: „Also Sie sind wirklich einmal ein umweltbewusster Mensch!" In der Kontrollsituation wurde der Passant weder mit Fragen konfrontiert noch irgendwie charakterlich eingestuft. Wie viel Prozent der Passanten auf die achtlos weggeworfene

Tab. 12.7   Reaktionen der Passanten auf den Umweltsünder

	Reaktionen der Passanten
Kontrollsituation	53,3 %
Klassisches „Fuß-in-der-Tür"-Verfahren	73,3 %
„Fuß-in-der-Tür" plus Etikettierung	86,6 %

Getränkedose reagierten (böse Blicke, Ermahnungen, Aufheben der Dose …) zeigt Tab. 12.7.

Es zeigte sich, dass die Passanten, die einige Minuten zuvor die Fragen des Versuchsleiters beantwortet hatten, sehr viel häufiger auf das ungebührliche Verhalten reagierten als jene, die nicht angesprochen worden waren. Doch der bereits relativ hohe Anteil der Reaktionen stieg noch weiter an, wenn den Passanten zusätzlich ein hohes Maß an Umweltbewusstsein attestiert worden war.

Wird ein bestimmtes Verhalten positiv beurteilt, fördert das die Ausbildung eines neuen Selbstbildes, und dadurch wird der Effekt noch verstärkt.

Fazit

Wer aufgrund seines Verhaltens zu hören bekommt, er sei ganz besonders umweltbewusst, muss einfach reagieren, wenn eine andere Person eine Umweltsünde begeht. Die Wirkung einer Etikettierung lässt sich nicht leugnen, doch leider werden uns im Allgemeinen eher negative Eigenschaften zugesprochen, und keine, über die wir uns freuen.

Die Wirkung ist bedauerlicherweise in beiden Fällen die gleiche.

70   Sein oder nicht sein …

Gehören Sie zu den Menschen, die ihr Horoskop lesen? Die an die Macht der Zahlen glauben? Die nach dem verborgenen Sinn ihres Vornamens suchen? Die Wahrsager aufsuchen? Die Forschung hat gezeigt, dass wir ganz besonders empfänglich für das sind, was ein anderer angeblich über uns weiß. Und das kann sogar dazu führen, dass wir uns später tatsächlich entsprechend verhalten. Vielleicht wäre es deshalb ja sinnvoller, einem Menschen einfach zu suggerieren, er sei umweltbewusst, als zu versuchen, ihn zu einem ökologischen Verhalten zu bewegen. Der erwünschte Effekt wird nicht ausbleiben. Das jedenfalls legen die Ergebnisse einer Studie nahe, die Miller et al. (1975) an Grundschulkindern durchgeführt haben.

> Das Experiment fand an einer Schule in Chicago statt, und das Ziel bestand darin, die Kinder dazu zu bringen, ihren Abfall nicht mehr einfach auf den Boden zu werfen. Eine Woche lang wurden drei verschiedene Versuchsbedingungen erprobt. Bei der so genannten „Überzeugungsmethode" wurden die Kinder auf verschiedene Weise über umweltbewusstes Verhalten informiert. An einem Tag nutzte der Lehrer beispielsweise einen Ausflug, um auf die Gefahren der Umweltverschmutzung durch überall herumliegenden Müll aufmerksam zu machen. Beim Mittagessen in der Schulkantine wies er sie darauf hin, wie viele Speisereste auf den Tellern ihrer Mitschüler übrig blieben und er-

klärte, dadurch würden Insekten angelockt, die wiederum eine Gefahr für die Gesundheit seien. An einem anderen Tag hielt er seinen Schülern einen Vortrag über Umweltschutz und forderte sie auf, darüber zu diskutieren, wie man die Situation verbessern könne. An wieder einem anderen Tag wurde ein Plakat im Klassenzimmer aufgehängt, auf dem stand: „Seid keine Schmutzfinken! Lasst euren Abfall nicht überall herumliegen!" Und so weiter und so fort, acht Tage lang. Bei der zweiten Methode, der „Attestierung einer Eigenschaft", erhielten die Kinder keinerlei Informationen, und der Lehrer versuchte auch nicht, sie zu einem bestimmten Verhalten zu bewegen, sondern bescheinigte ihnen einfach, sie seien umweltbewusst. Am ersten Tag bat er sie nur, umweltbewusst zu denken und ihren Müll nicht einfach im Klassenzimmer zu verteilen. An den folgenden Tagen lobten der Lehrer und andere Angehörige des Schulpersonals (Reinigungskräfte, der Rektor, andere Lehrer) die Kinder für ihr Umweltbewusstsein und die Sauberkeit in ihrem Klassenzimmer. Es sei das sauberste der ganzen Schule. Genau wie in der anderen Versuchsgruppe wurde ebenfalls ein Plakat aufgehängt, aber darauf stand zu lesen: „Von allen Schülern unserer Schule gehen wir am gewissenhaftesten mit unserem Abfall um." Außerdem gab es zu Vergleichszwecken noch eine Kontrollgruppe. In dieser Gruppe veränderten die Lehrer und das Schulpersonal ihr Verhalten gegenüber den Schülern nicht und sprachen das Thema Umwelt und Verschmutzung auch gar nicht an. Um zu sehen, wie wirksam die unterschiedlichen Ansätze waren, verteilte man mehrmals in Zellophanpapier eingewickelte Bonbons an die Kinder: am Morgen vor Beginn der Versuchsperiode, am Morgen nach Beendigung der Versuchsphase und drei Monate später. Wie viele der Bonbon-

Tab. 12.8 Anteil der in den Mülleimer und nicht auf den Boden geworfenen Bonbonpapiere

	1 Tag vor dem Experiment	1 Tag nach dem Experiment	2 Wochen danach
Kontrollbedingung	20 %	24 %	31 %
Überzeugungsmethode	16 %	46 %	30 %
Attestierte Sauberkeit	15 %	82 %	84 %

papiere im Mülleimer landeten und nicht auf dem Boden der Klassenräume, zeigt Tab. 12.8.

Wie die Autoren erwartet hatten, beeinflusste die Attestierung einer ganz speziellen persönlichen Eigenschaft, in diesem Fall der „Sauberkeit", das spätere Verhalten. Verglichen mit der Methode, die Schüler mit überzeugenden Informationen zu konfrontieren, erzielte man mit der Zuweisung der gewünschten Eigenschaft nicht nur bessere, sondern auch nachhaltigere Ergebnisse. In der Kontrollgruppe waren ebenfalls zwar geringfügige, aber dennoch positive Fortschritte zu beobachten. Das könnte darauf zurückzuführen gewesen sein, dass sich die Kinder auf dem Pausenhof miteinander unterhielten und zusammen spielten. Die Schüler aus der mustergültigen Klasse waren sicherlich stolz auf ihren Erfolg und haben damit unbewusst das Verhalten ihrer Mitschüler beeinflusst.

Hören wir aus dem Mund eines anderen, dass wir über eine ganz bestimmte Eigenschaft oder Kompetenz verfügen, bzw. dass wir in manchen Dingen ganz besonders sensibel seien, dann passen wir uns dieser Aussage an. Wir versuchen, uns selbst so wahrzunehmen und uns so zu verhalten, wie der andere uns sieht, ganz gleich, ob seine Sicht der Wahrheit entspricht oder nicht. Noch erstaunlicher aber ist, dass diese Etikettierung sogar ihre Wirkung entfaltet, wenn sie überhaupt nicht berechtigt ist. In dem geschilderten Fall war es nämlich sehr unwahrscheinlich, dass die „Musterschüler" sich vom ersten Tag an als sauberer erwiesen hatten als ihre Schulkameraden. Aber sie verhielten sich absolut so, wie es von ihnen erwartet wurde.

Fazit

So also wirkt eine Methode, die man eigentlich als Schmeichelei bezeichnen könnte. Bei diesem Experiment waren die Probanden zwar Kinder, aber keine Sorge, die Ergebnisse ließen sich auch mit Erwachsenen reproduzieren. Wir sind ständig auf der Suche nach unserem Ich, und auch mit zunehmendem Alter akzeptieren wir es nur allzu gerne, wenn man uns positive Charakterzüge attestiert. Wir hatten ja bereits Gelegenheit zu sehen, wie vorteilhaft sich die Etikettierung als Umweltfreund auswirkte.

71   Bande von Heuchlern!

Es ist nicht immer einfach, im Einklang mit seinen Überzeugungen zu handeln. Die schönen Erklärungen geraten nämlich nur allzu oft wieder in Vergessenheit, sobald ein anderes Thema angesprochen wird. Was aber geschähe wohl, wenn man den Einzelnen auf seine Widersprüchlichkeit aufmerksam machte? Einige Forscher haben sich mit dieser Diskrepanz zwischen Denken und Handeln befasst und versucht, den Menschen dabei zu helfen, beides wieder in Einklang zu bringen, indem sie ihnen dieses Auseinanderklaffen vor Augen hielten. Das geeignete Verfahren hierzu ist die „induzierte Heuchelei".

In der Studie von Dickerson et al. (1992) sprach eine Versuchsleiterin im Schwimmbad eines Universitätscampus Studentinnen nach dem Schwimmen auf dem Weg zur Dusche an und erklärte, sie führe gerade eine Studie über Wasserverschwendung durch. Für den Versuch waren vier verschiedene Konstellationen vorgesehen. Einmal fragte die Versuchsleiterin die jungen Damen, ob sie dafür seien, dass der Wasserverbrauch gesenkt werden sollte, und bat sie anschließend um ihre Unterschrift unter ein Informationsblatt, in dem diese Forderung mit Argumenten unterstützt wurde. Die Studentinnen der Gruppe „Verhalten in der Vergangenheit" wurden auf die gleiche Weise angesprochen, nur begnügte sich die Versuchsleiterin damit, ihnen einige Fragen zu ihrem eigenen verschwenderischen Umgang mit Wasser zu stellen, etwa: „Drehen Sie beim Einseifen oder Haarewaschen unter der Dusche immer wieder den Wasserhahn zu?", „Duschen Sie immer so kurz wie möglich?" Erwartungsgemäß gingen die Studentinnen nicht sehr sparsam mit Wasser um. Die Studentinnen der Gruppe „Heuchelei" wurden aufgefordert, sowohl das Informationsblatt zu unterschreiben als auch ihr eigenes Verhalten kritisch zu überdenken. Mit dieser Konstellation sollten sie sich der Diskrepanz zwischen ihrer Einstellung und ihrem Handeln bewusst werden. Und schließlich gab es noch eine Kontrollgruppe, in der die Studentinnen lediglich sagen sollten, wie sehr sie es befürworteten, Wasser zu sparen. Anschließend bedankte sich die Versuchsleite-

Tab. 12.9   Unter der Dusche verbrachte Zeit

	Dauer des Duschens
Kontrollgruppe	301,8 s
Unterschrift	247,7 s
Verhalten in der Vergangenheit	248,3 s
Heuchelei	220,5 s

rin und ließ die jungen Damen in die Duschkabine gehen. Nun kam eine zweite Versuchsleiterin ins Spiel, die von der gegenüber liegenden Duschkabine aus genau registrierte, wie lange die Studentinnen tatsächlich unter der Dusche standen. Tabelle 12.9 zeigt die Ergebnisse.

Die Studentinnen, die aufgefordert worden waren, das Informationsblatt zu unterzeichnen und gleichzeitig ihr eigenes Verhalten zu überdenken, blieben tatsächlich signifikant kürzere Zeit unter der Dusche. Sie korrigierten jetzt nämlich ihr bisheriges Verhalten, das ihnen durch das Gespräch bewusst geworden war. Sie verbrachten weniger Zeit in der Duschkabine und drehten den Wasserhahn mehrmals zu. Auf diese Weise brachten sie ihre Aussagen und ihr Handeln in Einklang.

Nach der Theorie der kognitiven Dissonanz (Festinger 1957) sind wir ständig bemüht, ein Gleichgewicht zwischen unserem Denken und unserem Handeln herzustellen. Dahinter steht die Befürchtung, als inkonsequent zu gelten und sich in seiner Haut nicht wohl zu fühlen (Schuldgefühle, geringes Selbstwertgefühl). Im Fall eines Ungleichgewichts wird versucht auszugleichen. Entweder handeln wir dann so, wie es unseren Überzeugungen entspricht, oder wir stellen unser Denken um, oder aber wir vergessen ganz einfach, was wir gesagt und getan haben, d. h., wir leugnen jede Verantwortung. Bei der Methode der induzierten Heuchelei beruht die Wirksamkeit darauf, dass sie zwar ein Gefühl des Unbehagens hervorruft, aber sofort eine Möglichkeit anbietet, dieses Unbehagen wieder zu beseitigen (in diesem Fall durch ein ganz bestimmtes Verhalten). Andere Lösungen werden gar nicht erst in Betracht gezogen, denn im Vergleich zu den angebotenen wären sie weniger leicht durchführbar.

Fazit

Wer in der Öffentlichkeit auf sein inkohärentes Verhalten aufmerksam gemacht wird, versucht, die Widersprüche abzuschwächen oder die aufgezeigte Diskrepanz zu rechtfertigen. Geschickt angewendet, kann sich die Methode der induzierten Heuchelei als sehr effizient erweisen, um Verhaltensweisen hervorzurufen, die mit einem gewissen Grad an Anstrengung verbunden sind. Doch Achtung, es gibt auch die Kehrseite der Medaille!

72 Heuchler für einen Tag ...

Im Laufe der Jahre hat die Sozialpsychologie eine ganze Reihe von Beeinflussungsmethoden entwickelt. Aufgrund verschiedener psychologischer Prozesse sind, wie wir sehen werden, einige in der jeweiligen Situation besser geeignet als andere. In einer Gemeinde eines südfranzösischen Ballungsgebiets hat man sich mit Hilfe eines Forscherteams (Lopez et al. 2011) mit der Frage beschäftigt, mit welcher

Strategie man das Personal der öffentlichen Schwimmbäder dazu bringen könnte, Energie einzusparen. In dieser angewandten Studie verglich man die Wirkung der induzierten Heuchelei mit einer Methode, bei der sich die Probanden zunehmend stärker zu einem bestimmten Handeln verpflichteten.

Die Studie wurde in drei städtischen Schwimmbädern durchgeführt und beteiligt daran war das gesamte Personal, angefangen bei den Wartungskräften bis hin zur Schwimmbadleitung. Die Studie sah drei verschiedene Versuchsbedingungen vor. Jedes Mal fand zunächst eine Versammlung statt, bei der sich die Versuchsleiterin als Studentin ausgab, die eine Untersuchung zur Energieeinsparung durchführen wollte.

Unter der Bedingung „Verpflichtung" bat man das Personal mehrfach um seine Mitarbeit, wobei der geforderte Aufwand mit der Zeit zunahm. Zunächst wurde ein kurzer Fragebogen verteilt, mit dem die Einstellung zum Energiesparen ganz allgemein ermittelt werden sollte und ob der Betreffende die Möglichkeit sah, dies am Arbeitsplatz zu realisieren. Anschließend wurden die Angestellten aufgefordert, ein Teilnahmeformular zu unterzeichnen, womit sie erklärten, dass „sie beweisen wollten, dass es möglich ist, den Energieverbrauch auf sanfte und nicht autoritäre Weise zu senken". Danach sollten sie in einem Brainstorming all die kleinen Veränderungen im Verhalten auflisten, mit denen sich Energie einsparen ließ. Eine Woche später fand erneut eine Versammlung statt, bei der die Beschäftigten an ihre Vorschläge erinnert wurden. Man bat sie, entsprechend ihrer Funktion im Schwimmbad einige dieser Vorschläge auszuwählen und sie über einen selbst zu bestimmenden

Zeitraum in die Tat umzusetzen. Die Entscheidung wurde in einer namentlichen Erklärung festgehalten.

Unter der Bedingung „Heuchelei" wollte man die Diskrepanz zwischen den verkündeten Einstellungen und dem Handeln in der Vergangenheit aufdecken. Nach der Versammlung sollten die Versuchsteilnehmer in einer ersten Phase in einem Brainstorming eine umfassende Liste der Argumente für eine Senkung des Energieverbrauchs zusammenstellen. Es folgte ein Rollenspiel, in dem die Angestellten mit den gefundenen Argumenten die Versuchsleiterin (die sich sehr pessimistisch gab) davon überzeugen sollten, dass die jeweiligen Maßnahmen sinnvoll waren. Die Erinnerung an den eigenen verschwenderischen Umgang mit der Energie erfolgte in Einzelgesprächen. Jeder Angestellte sollte dabei ganz genau angeben, wann er sich das letzte Mal „unangemessen" verhalten und mit seiner Handlungsweise gegen die von ihm selbst vertretenen Argumente verstoßen hatte. Und schließlich wurden die Beschäftigten aufgefordert, schriftlich und unter Angabe ihres Namens zu erklären, welche Maßnahmen sie in einem selbstgewählten Zeitraum in die Praxis umsetzten wollten.

Die dritte Bedingung diente der Kontrolle. Hier wurden die Angestellten schon zu Beginn der Versammlung gebeten zu sagen, wie sie sich verhalten wollten.

Unter allen drei Bedingungen wurde der Versuch vier Wochen lang begleitet, d. h. die Versuchsleiterin stattete den Schwimmbädern wöchentlich einen Besuch ab und gab den Schwimmbadangestellten die Gelegenheit zu Einzelgesprächen, in denen sie sie, bestärkt durch die bereits erzielten Ergebnisse, dazu ermunterte, ihre Bemühungen über die eigentliche Zeit ihrer Verpflichtung hinaus fortzusetzen. Wie sich die guten Vorsätze auf den tatsächlichen

Tab. 12.10 Gute Vorsätze und tatsächlicher Energieverbrauch innerhalb eines Jahres

	Guter Vorsatz (Durchschnittswert: 3)	Entwicklung des Energieverbrauch innerhalb eines Jahres
Kontrollgruppe	2	+ 1,41 %
Heuchelei	3	+ 8,16 %
Verpflichtung	3	− 4,94 %

Energieverbrauch innerhalb eines Jahres auswirkten, geht aus Tab. 12.10 hervor.

Nur bei den guten Vorsätzen erwiesen sich die verschiedenen Beeinflussungsmethoden als wirksam, denn in den beiden Versuchsgruppen lag die Zahl der angegebenen freiwilligen Verhaltensweisen höher als in der Kontrollgruppe. Betrachtet man jedoch das tatsächliche Verhalten und den damit einhergehenden Energieverbrauch, so sind die Ergebnisse gar nicht mehr so brillant. Unter der Bedingung „Verpflichtung" ging der Energiekonsum um knapp fünf Prozent zurück, doch unter der Bedingung „Heuchelei" trat das Gegenteil ein, d. h., der Verbrauch stieg, und zwar sogar stärker als in der Kontrollgruppe. Nach Ansicht der Autoren war die Ursache für diesen Bumerang-Effekt in den Rahmenbedingungen der Studie sowie im Verhältnis zwischen den Angestellten und der Schwimmbadleitung zu sehen.

Induzierte Heuchelei oder Verpflichtung? In dieser Studie erwies sich die zweite Methode offensichtlich als besser geeignet, um Verhaltensweisen dauerhaft zu verändern. Die Autoren verweisen auf die organisatorischen Rahmenbedingungen der Untersuchung und auf das hierarchische Verhältnis von Schwimmbadleitung und Personal, um dieses Ergebnis zu erklären. Es ist aber auch vorstellbar, dass ein solcher Effekt ganz einfach auf die Funktionsweise der Methode zurückzuführen ist. Wir haben ja bereits gesehen, dass der Mensch bei einer Diskrepanz zwischen seinen erklärten Einstellungen und seinem tatsächlichen bisherigen Verhalten dazu tendiert, dieses Ungleichgewicht auszugleichen. Allein die Tatsache, dass sich die Angestellten dazu verpflichteten Energie einzusparen (ohne dies auch wirklich zu tun), reichte ihnen möglicherweise aus, um das erschütterte Gleichgewicht wiederherzustellen. Anschließend vergaßen sie ihre guten Vorsätze wieder, was dann zu diesen Ergebnissen führte.

Fazit

Mit einigen Methoden zur Einflussnahme lassen sich also unter bestimmten Bedingungen Veränderungen zum Besseren oder auch zum Schlechteren erzielen. Da wir gelegentlich mit unserer eigenen Widersprüchlichkeit konfrontiert werden, haben wir es verstanden, effiziente Wege zu finden, um psychologisch unbehagliche Situationen zu vermeiden. Deshalb ist es für den effizienten Einsatz von Beeinflussungsmethoden unbedingt erforderlich, zunächst einmal die jeweilige Situation genau zu prüfen und zu ermitteln, wodurch die Wirksamkeit des gewählten Verfahrens unter Umständen beeinträchtigt werden könnte.

73   Das ergibt einen Sinn

Da sich mit reinen Informationsstrategien und der Darlegung von Argumenten nur in begrenztem Maß Erfolge bei der Veränderung von Bewusstsein und Handeln erzielen lassen, wurde von einigen Autoren vorgeschlagen, sie durch Verfahrensweisen zu ergänzen, die an die Freiwilligkeit appellieren, etwa durch die „Fuß-in-der-Tür"-Methode. Die „verpflichtende Kommunikation" besteht beispielsweise darin, die Versuchspersonen zunächst aufzufordern, etwas zu tun, das mit wenig Aufwand einer Sache dient, bevor man ihnen die überzeugende Botschaft präsentiert. Wir (Meineri und Guéguen, im Druck) wollten nun wissen, welchen Sinn die Betroffenen diesem ersten Schritt beimessen, und haben deshalb untersucht, wie sich ihre Einschätzung auf ihre spätere Bereitschaft auswirkte, sich an einem Projekt zur Senkung des Energieverbrauchs zu beteiligen, von dem bereits die Rede war: dem Verbrauchsaudit.

Unsere Studie zielte darauf ab, Haushalte dazu zu bewegen, sich an einem Energiesparprojekt zu beteiligen. Dazu sollten sie von einem Techniker besucht werden, der sie über die technischen Möglichkeiten und über adäquate Verhaltensweisen aufklärte. Durch die Teilnahme an dem Projekt verpflichteten sich die Haushalte, einige dieser Vorschläge in die Praxis umzusetzen. Unter der Bedingung „überzeugende Kommunikation" erhielten sie mit der Post eine Broschüre, in der das Projekt und sowohl finanzielle als auch umweltrelevante Argumente für eine Senkung des Energieverbrauchs vorgestellt wurden. Unter der Bedingung „verpflichtende Kommunikation" wurden die Haushalte zunächst angerufen und gebeten, am Telefon

Tab. 12.11   Teilnahmebereitschaft der Haushalte

	Bereitschaftsrate/5
Überzeugende Kommunikation	2,08
Verpflichtende Kommunikation	2,62
Sinn des geforderten Verhaltens:	
„Meinung zur Umwelt"	2,12
„Etwas für die Umwelt tun"	2,73
„Einsatz für den Umweltschutz"	3,11

etwa zehn Fragen dazu zu beantworten, wie sie persönlich den Zustand ihrer Umwelt wahrnahmen. Erst danach erhielten sie die Broschüre zugeschickt. Allen Haushalten wurden dieselben Fragen gestellt, aber der Sinn, den sie diesen Fragen beimaßen, war durchaus nicht immer derselbe. So wurden einige Personen beispielsweise gebeten, „ihre Meinung zur Umwelt kundzutun", während andere aufgefordert wurden, „mit der Beantwortung der Fragen etwas für die Umwelt zu tun". Wieder andere sollten „sich für den Umweltschutz einsetzen". Einige Tage nach dem Eintreffen der Post wurden die Haushalte kontaktiert bzw. erneut kontaktiert, um zu erfahren, ob sie bereit waren, an dem Projekt teilzunehmen. Je nachdem, wie ihre Antwort ausfiel, wurden Punktwerte von 1 bis 5 vergeben. Die Ergebnisse entnehmen Sie Tab. 12.11.

Die verpflichtende Kommunikation, zu der in der ersten Phase ein mit geringer Mühe einhergehendes Handeln gehörte, erwies sich als wirksamer als die klassische Form der Aufklärung, bei der informiert und im Sinne des betreffenden Anliegens argumentiert wurde. Es war aber auch zu beobachten, dass es nicht ohne Folgen blieb, welchen Sinn die Versuchspersonen ihrem Tun beimaßen. Für die Beteiligung am Projekt stellte es sich als entscheidend heraus, wie die Personen die zuerst an sie gerichtete Bitte beurteilten. Wer gebeten wurde, „seine Meinung kundzutun" stellte keinen Zusammenhang zwischen seiner Antwort und der nachfolgenden Aufforderung her. Wer dagegen bereit war, „etwas zu tun" oder „sich für die Umwelt einzusetzen", machte sich damit die Umweltproblematik sozusagen zu eigen und war deshalb in der Lage, entsprechend seiner Aussage zu handeln, also an dem Projekt teilzunehmen.

Die Theorie der Identifikation mit dem Handeln (Vallacher und Wegner 1985) besagt, dass Menschen ihren Handlungen mehr oder weniger Sinn beimessen. Diese Einschätzung kann von Person zu Person bzw. je nach der Situation stark variieren. Dadurch, dass man einer *a priori* unbedeutend erscheinenden Handlungsweise eine große Bedeutung beimisst, ermöglicht man der angesprochenen Person, erste Schritte in die gewünschte Richtung zu tun, und bestärkt sie darin, den eingeschlagenen Weg fortzusetzen.

Fazit

Als vernunftbegabte Wesen geben wir uns nicht damit zufrieden, einfach nur zu handeln. Wir suchen vielmehr, manchmal sicherlich auch erst zu spät, nach den Gründen, die uns zu einem bestimmten Verhalten veranlasst haben. Wird nun einem Menschen zu verstehen gegeben, dass sein Handeln von großer Bedeutung ist, so wird er es verinnerlichen und sich auch in Zukunft daran orientieren. Worauf warten Sie also noch, unseren Planeten zu retten? Sie brauchen doch nur den Thermostaten Ihrer Heizung um zwei Grad herunter zu drehen!

74   Jetzt wird's sportlich ...

Jeder von uns hat eine andere Vorstellung von der Welt, von den Dingen und den sozialen Verhältnissen, die sie ausmachen. Gewisse Übereinstimmungen ermöglichen es allerdings, dass wir normalerweise das Gleiche meinen, wenn wir darüber sprechen. Diese subjektiven Vorstellungen, Überzeugungen und Gedanken, die wir entweder miteinander teilen oder nicht, waren Gegenstand von Studien im Zusammenhang mit der Theorie der sozialen Repräsentation (Moscovici 1961). Nach Abric (1987) besteht eine soziale Repräsentation aus einem zentralen Kern, der allgemeine, über die Zeit hinweg beständige Elemente enthält, die von der großen Mehrheit der Menschen geteilt werden, sowie aus spezifischeren, peripheren Dingen, die um den Kern herum kreisen und zu denen sich jeweils nur kleinere soziale Gruppen bekennen. Ausgehend davon, haben sich einige Autoren (Zbinden et al. 2011) gefragt, ob eine verpflichtende oder überzeugende Kommunikation noch effizienter sein könnte, wenn sie das eine oder andere dieser Elemente enthielte.

Das Experiment fand während einer studentischen Sportveranstaltung statt. Dabei sollten die Sportler dazu gebracht werden, 15 Minuten ihrer Pausenzeit zu opfern, um die Zuschauer über das Thema Mülltrennung aufzuklären.

Zuvor war eine Studie zur Struktur der sozialen Repräsentation von „Umweltschutz" durchgeführt worden, um einerseits herauszufinden, welche Elemente Bestandteil des zentralen Kerns waren und von allen geteilt wurden, wie zum Beispiel „ökologisches Handeln" zur Bewahrung der

Tab. 12.12   Bereitschaft, die Zuschauer zu beraten

	Bereitschaft, die Zuschauer zu beraten
Kontrollgruppe	12,5 %
Überzeugende Kommunikation	17,5 %
Zentrale Elemente	20 %
Periphere Elemente	15 %
Verpflichtende Kommunikation	32,5 %
Zentrale Elemente	35 %
Periphere Elemente	30 %

„natürlichen Ressourcen" für die nachkommenden Generationen, und um andererseits zu ermitteln, was als peripher anzusehen war, wie beispielsweise etwas gegen die „Verschmutzung" zu tun und sich für den „Schutz der Gewässer" einzusetzen, um die „Lebensqualität" zu erhalten.

In der Kontrollgruppe wurden die Studenten ganz allgemein aufgefordert, einen Fragebogen zu ihrer Meinung auszufüllen und anzugeben, ob sie bereit waren, die Zuschauer bei der Mülltrennung zu beraten. Die Probanden der Gruppe „überzeugende Kommunikation" wurden zunächst gebeten, eine Umweltcharta zu lesen, die sowohl zentrale als auch periphere Elemente der sozialen Repräsentation enthielt, und erst danach konfrontierte man sie mit dem eigentlichen Anliegen. Bei der „verpflichtenden Kommunikation" ging man genauso vor, bat allerdings die Teilnehmer außerdem, ihren Namen anzugeben und die Charta zu unterschreiben. Wie die Ergebnisse ausfielen, zeigt Tab. 12.12.

Auch in diesem Experiment erwies sich die verpflichtende Kommunikation als effizienter als die einfache Bitte oder die überzeugende Kommunikation allein. Der Inhalt der Botschaft war allerdings nicht unwichtig. Mit der Betonung von Elementen, die zum zentralen Kern der sozialen Repräsentation von Umweltschutz gehörten, wurden bessere Ergebnisse erzielt als mit der Erwähnung peripherer Elemente, und zwar unabhängig davon, ob die Probanden die Charta unterzeichnen oder nur lesen sollten.

Diese Koppelung von sozialer Repräsentation und Kommunikation ist noch recht neu, und deshalb ist auch noch nicht eindeutig geklärt, wie die Wirkung zu deuten ist. Da die zentralen Elemente der sozialen Repräsentation von einer größeren Anzahl an Personen geteilt werden als die peripheren, könnte man allerdings argumentieren, sie würden als stichhaltiger wahrgenommen. Und deshalb stimmen ihnen mehr Menschen zu.

Fazit

Die Forschung zu Möglichkeiten der Einflussnahme ist nach wie vor aktuell, wobei die Verbindung von bisher getrennt untersuchten Theoriefeldern den Weg für die Entwicklung neuer Methoden freimachen und gleichzeitig die Effizienz der bestehenden Verfahren steigern wird. Unter Berücksichtigung dieser neuen Ergebnisse ließe sich die Kommunikation in Umweltfragen deutlich verbessern.

75 Wer rastet, muss nicht rosten!

Die verpflichtende Kommunikation und die anderen in diesem Abschnitt beschriebenen Beeinflussungsmethoden erweisen sich allgemein als effizienter als eine bloß überzeugende Botschaft. Es wird jedoch häufig bemängelt, diese Verfahren seien zu zeit- und personalintensiv. Um diesem Vorwurf zu begegnen, haben einige Wissenschaftler (Blanchard und Joule 2006; Girandola et al. 2010) nach Möglichkeiten gesucht, das Verfahren zu erleichtern und die Situation an sich so zu gestalten, dass sie allein (und nicht ein Versuchsleiter) die Zielgruppe dazu veranlasste, das von ihnen erwartete Verhalten zu zeigen und auch später beizubehalten.

Ihre Zielgruppe waren die Besucher einer Autobahnraststätte in Südfrankreich. Sie sollten dazu gebracht werden, ihren Abfall sorgfältiger zu trennen. Für dieses Experiment wurden einige Veränderungen an der Raststätte vorgenommen. Zum einen beseitigte man die üblichen Mülleimer und zum anderen reduzierte man die Zahl der Plätze, an denen man sich seiner Abfälle entledigen konnte. Die verbleibenden Müllstandorte bestanden aus einem ganz normalen Müllcontainer sowie aus drei weiteren Behältern, in die der Müll nach Materialien getrennt eingeworfen werden konnte. Mit dieser Umgestaltung wollte man erreichen, dass die Besucher der Raststätte aus eigenen Stücken ein wenig Mühe auf sich nahmen und schon dadurch für die Problematik sensibilisiert wurden. Wollten sie ihren Abfall loswerden, mussten sie eine gewisse Strecke zu Fuß zurücklegen. Hatten sie das erst einmal getan, konnten sie entscheiden, ihren ganzen Abfall entweder in die Restmülltonne zu werfen oder aber ihn nach Materialien getrennt in den dafür vorgesehenen Behältern zu entsorgen. Um sie dazu zu bringen, diese zweite Möglichkeit zu wählen, wurden sie bei den Müllcontainern zusätzlich mit einer Botschaft konfrontiert, die ihrem Handeln einen Sinn gab.

Tab. 12.13 Menge der vor und nach der Umgestaltung der Autobahnraststätte anfallenden recycelbaren Abfälle

	Vor der Umgestaltung	Nach der Umgestaltung
Menge des recycelbaren Mülls	1020 kg	3440 kg

Auf einem Plakat über den Müllcontainern stand nämlich: „Also, ich trenne meinen Müll! Für meinen Planeten, für meine Kinder, für die Kinder meiner Kinder …" Um den Erfolg dieser Umgestaltung zu messen, wurde vor und nach dem Experiment gewogen, wie viel recycelbarer Abfall anfiel. Tabelle 12.13 zeigt die Ergebnisse.

Die verpflichtende Kommunikation erweist sich also auch als effizient, wenn gar keine Gesprächspartner vorhanden sind. In diesem Versuch ermöglichte es die zweckmäßig herbeigeführte Situation, ein mit wenig Mühe verbundenes Verhalten hervorzurufen und ihm zusätzlich einen Sinn zu verleihen. Es interessierte die Autoren auch, wie es um die Qualität des getrennten Mülls bestellt war. Dies ermittelten sie anhand des Anteils, der von der Müllverwertungsstelle abgelehnt wurde. Dieser Anteil war von 14 % auf 26 % angestiegen. Angesichts der größeren Menge blieb diese Steigerung aber in einem akzeptablen Rahmen.

Allmählich finden sich in der Fachliteratur auch Vorschläge für kostengünstigere Verfahren, Anreize zu schaffen. In Tests hat sich gezeigt, dass die „Fuß-in-der-Tür"-Methode auch dann Erfolg hat, wenn man sie per Post anwendet oder sich dazu einer Internetseite bedient, auf der sich der Einzelne verpflichten kann.

Fazit

Die Entwicklung von Beeinflussungsmethoden, die auch ohne einen menschlichen Vermittler funktionieren, stellt die Forschung vor eine echte Herausforderung. Letztendlich werden sie jedoch einmal eine Alternative zur Massenkommunikation darstellen, denn sie verursachen keine höheren Kosten, sind aber angesichts der ersten Resultate viel effizienter. Für alle, denen die Vermittlung von Umweltwissen am Herzen liegt, wären sie also das Mittel der Wahl.

Literatur

Abschnitt 1

Han, K. T. (2009). Influence of limitedly visible leafy indoor plants on the psychology, behavior, and health of students at a junior high school in Taiwan. *Environment and Behavior, 41,* 658–692.

Hug, S. M., Hartig, T., Hansmann, R., Seeland, K., & Hornung, R. (2009). Restorative qualities of indoor and outdoor exercise environments as predictors of exercise frequency. *Health & Place, 15,* 971–980.

Park, B. J., Tsunetsugu, Y., Kasetani, T., Hirano, H., Kagawa, T., Sato, M., & Miyazaki, Y. (2007). Physiological effects of Shinrin-yoku (taking in the atmosphere of the forest) - using salivary cortisol and cerebral activity as indicators. *Journal of Physiological Anthropology, 26,* 123–128.

Park, B. J., Tsunetsugu, Y., Kasetani, T., Morikawa, T., Kagawa, T., & Miyazaki, Y. (2009). Physiological effects of forest recreation in a young conifer forest in Hinokage Town, Japan. *Silva Fennica, 43,* 291–301.

Abschnitt 2

Li, Q., Kobayashi, M., Inagaki, H., Hirata, Y., Hirata, K., LI, Y. J., Shimizu, T., Suzuki, H., Wakayama, Y., Katsumata, M., Kawada, T., Ohira, T., Matsui, N., & Kagawa, T. (2010). A day trip to a forest park increases human natural killer activity and the expression of anti-cancer proteins in male subjects. *Journal of Biological Regulators and Homeostatic Agents, 24,* 157–165.

Li, Q., Morimoto, K., Kobayashi, M., Inagaki, H., Katsumata, M., & Hirata, Y. (2008a). A forest bathing trip increases human natural killer activity and expression of anti-cancer proteins in female subjects. *Journal of Biological Regulators and Homeostatic Agents, 22,* 45–55.

Li, Q., Morimoto, K., Kobayashi, M., Inagaki, H., Katsumata, M., & Hirata, Y. (2008b). Visiting a forest, but not a city, increases human natural killer activity and expression of anti-cancer proteins. *International Journal of Immunopathology and Pharmacology, 21,* 117–128.

Li, Q., Morimoto, K., Nakadai, A., Inagaki, H., Katsumata, M., & Shimizu, T. (2007). Forest bathing enhances human natural killer activity and expression of anti-cancer proteins. *International Journal of Immunopathology and Pharmacology, 20,* 3–8.

Abschnitt 3

Ulrich, R. S. (1984). View through a window may influence recovery from surgery. *Science, 224,* 420–421.

Whitehouse, S., Varni, J. W., Seid, M., Cooper-Marcus, C., Ensberg, M. J., Jacobs, J. J., & Mehlenbeck, R.S. (2001). Evaluating a children's hospital garden environment: Utilization and consumer satisfaction. *Journal of Environmental Psychology, 21,* 301–314.

Abschnitt 4

Park, S. H., & Mattson, R. H. (2008). Effects of flowering and foliage plants in hospital rooms on patients recovering from abdominal surgery. *HortTechnology, 18,* 563–568.

Park, S. H., &, Young (2009). Therapeutic influence of plants in hospital rooms on surgical recovery. *HortScience, 44,* 102–105.

Raanaas, R. K., Patil, G. G., & Hartig, T. (2010). Effects of an indoor foliage plant intervention on patient well-being during a residential rehabilitation program. *HortScience, 45,* 387–392.

Abschnitt 5

Fjeld, T. (2000). The effects of interior planting on health and discomfort among workers and school children. *HortTechnology, 10,* 46–52.

Han, K. T. (2009). Influence of limitedly visible leafy indoor plants on the psychology, behavior, and health of students at a junior high school in Taiwan. *Environment and Behavior, 41,* 658–692.

Abschnitt 6

Lohr, V. I., & Pearson-Mims, C. H. (2000). Physical discomfort may be reduced in the presence of interior plants. *HortTechnology, 10,* 53–58.

Park, S. H., Mattson, R. H., & Kim, E. (2004). Pain tolerance effects of ornamental plants in a simulated hospital patient room. *Acta Horticulturae, 639,* 241–247.

Abschnitt 7

Moore, E. O. (1981). A prison environment's effect on health care service demands. *Journal of Environmental Systems, 11,* 17–34.

West, M. J. (1986). *Landscape views and stress responses in the prison environment.* Unveröffentlichte Masterarbeit. Seattle: University of Washington.

Abschnitt 8

Bell, J. F., Wilson, J. S., & Liu, G. C. (2008). Neighborhood greenness and 2-year changes in body mass index of children and youth. *American Journal of Preventive Medicine, 35,* 547–553.

Abschnitt 9

Maas, J., Verheij, R. A., Vries, S., Spreeuwenberg, P., Schellevis, F. G., & Groenewegen, P. P. (2009). Morbidity is related to a green living environment. *Journal of Epidemiology and Community Health, 9,* 967–973.

Abschnitt 10

Lohr, V. I., Pearson-Mims, C. H., & Goodwin, G. K. (1996). Interior plants may improve worker productivity and reduce stress in a windowless environment. *Journal of Environmental Horticulture, 14,* 97–100.

Park, S. H., & Mattson, R. H. (2008). Effects of flowering and foliage plants in hospital rooms on patients recovering from abdominal surgery. *HortTechnology, 18,* 563–568.

Abschnitt 11

Diette, G. B., Lechtzin, N., Haponik, E., Devrotes, A., & Rubin, H. R. (2003). Distraction therapy with nature sights and sounds reduces pain during flexible bronchoscopy: A complementary approach to routine analgesia. *Chest, 123,* 941–948.

Abschnitt 12

Lemaitre, R., & Siscovick, D. (1999). Leisure-time physical activity and the risk of primary cardiac arrest. *Archives of Internal Medicine, 150,* 686–690.

Park, S., Shoemaker, C. A., & Haub, M. D. (2008). Can older gardeners meet the physical activity recommendation through gardening? *HortTechnology, 18,* 639–643.

Park, S., Shoemaker, C. A., & Haub, M. D. (2009). Physical and psychological health conditions of older adults classified as gardeners or nongardeners. *HortTechnology, 44,* 206–210.

Reynolds, V. (1999). *The green gym: An evaluation of a pilot project in Sonning Common, Oxfordshire.* Report no. 8. Oxford: Oxford Brookes University.

Reynolds, V. (2002). *Well-being comes naturally: An evaluation of the BTCV green gym at Portslade, East Sussex.* Report no. 17. Oxford: Oxford Brookes University.

Abschnitt 13

Klemmer, C. D., Waliczek, T. M., & Zajicek, J. M. (2005). Growing minds: The effect of a school gardening program on the science achievement of elementary students. *HortTechnology, 15,* 448–452.

Smith, L. L., & Motsenbocker, C. E. (2005). Impact of hands-on science through school gardening in Louisiana public elementary schools. *HortTechnology, 15,* 439–443.

Waliczek, T. M., Bradley, J. C., Line-Berger, R. D., & Zajicek, J. M. (2000). Using a web-based survey to research the benefits of children gardening. *HortTechnology, 10,* 71–76.

Abschnitt 14

Lautenschlager, L., & Smith, C. (2007). Understanding gardening and dietary habits among youth garden program participants using the Theory of Planned Behavior. *Appetite, 49,* 122–130.

Lineberger, S. E., & Zajicek, J. M. (1999). School gardens: Can a hands-on teaching tool affect students' attitudes and behaviors regarding fruits and vegetables? *HortTechnology, 10,* 593–597.

Lohr, V. I., & Pearson-Mims, C. H. (2005). Children's active and passive interactions with plants and gardening influence their attitudes and actions towards trees and the environment as adults. *HortTechnology, 15,* 472–476.

Mcaleese, J. D., & Rankin, L. L. (2007). Garden-based nutrition education affects fruit and vegetable consumption in sixth-grade adolescents. *Journal of the American Dietetic Association, 107*(4), 662–665.

Morris, J. L., & Zidenberg-Cherr, S. (2002). Garden-enhanced nutrition curriculum improves fourth-grade school children's knowledge of nutrition and preferences for some vegetables. *Journal of the American Dietetic Association, 102,* 91–93.

Abschnitt 15

Fabrigoule, C., Letenneur, L., Dartigues, J., Zarrouk, M., Commenges, D., & Barberger-Gateau, P. (1995). Social and leisure activities and risk of dementia: A prospective longitudinal study. *Journal of the American Geriatrics Society, 43,* 485–490.

Jarrott, S., Kwack, H., & Relf, D. (2002). An observational assessment of a dementia-specific horticultural therapy program. *HortTechnology, 12*(3), 4003–4410.

Mooney, P., & Nicell, P. L. (1992). The importance of exterior environment for Alzheimer's residents: Effective care and risk management. *Health Care Management Forum, 5*(2), 23–29.

Abschnitt 16

Flagler, J. (1995). The role of horticulture in training correctional youth. *HortTechnology, 5,* 185–187.

Rice, J. S., &, Stone (1998). Impact of horticultural therapy among urban jail inmates. *Journal of Offender Rehabilitation, 26,* 169–191.

Richards, H., & Kafami, D. (1999). Impact of horticultural therapy on vulnerability and resistance to substance abuse among incarcerated offenders. *Journal of Offender Rehabilitation, 29,* 183–193.

West, M. J. (1986). *Landscape views and stress responses in the prison environment.* Unveröffentlichte Masterarbeit. Seattle: University of Washington.

Abschnitt 17

Guéguen, N. (in Vorbereitung). "Say it with flowers…" to female drivers: Hitchhikers holding a bunch of flowers and drivers' behavior.

Haviland-Jones, J., Rosario, H. H., Wilson, P., & Mcguire, T. R. (2005). An environmental approach to positive emotion: Flowers. *Journal of Evolutionary Psychology, 3,* 104–132.

Abschnitt 18

Guéguen, N. (2011). "Say it with flowers": The effect of flowers on mating attractiveness and behavior. *Social Influence, 6,* 105–112.

Guéguen, N. (in Vorbereitung). "Say it… near the flower shop": Further evidence of the effect of flowers on mating.

Abschnitt 19

Coley, R. L., Kuo, F. E., & Sullivan, W. C. (1997). Where does community grow? The social context created by nature in urban public housing. *Environment and Behavior, 29,* 468–494.

Guéguen, N., & Meineri, S. (in Vorbereitung). Immersion in nature and helping behavior: Results from field experiments.

Kweon, B. S., Sullivan, W. C., & Wiley, A. (1998). Green common spaces and the social integration of inner-city older adults. *Environment and Behavior, 30,* 823–858.

Weinstein, N., Przybylski, A. K., & Ryan, R. M. (2009). Can nature make us more caring? Effects of immersion in nature on intrinsic aspirations and generosity. *Personality and Social Psychology Bulletin, 35,* 1315–1329.

Abschnitt 20

Donovan, G. H., & Prestemon, J. P. (2012). The effect of trees on crime in Portland, Oregon. *Environment and Behavior, 44,* 3–30.

Kuo, F. E., & Sullivan, W. C. (2001). Environment and crime in the inner city: Does vegetation reduce crime? *Environment and Behavior, 33,* 343–367.

Abschnitt 21

Lohr, V. I., Pearson-Mims, C. H., & Goodwin, G. K. (1996). Interior plants may improve worker productivity and reduce stress in a windowless environment. *Journal of Environmental Horticulture, 14,* 97–100.

Raanaas, R. K., Eversen, H. K., Rich, D., Sjostrom, G., & Patil, G. (2011). Benefits of indoor plants on attention capacity in an office setting. *Journal of Environmental Psychology, 31,* 99–105.

Shibata, S., & Suzuki, N. (2004). Effects of an indoor plant on creative task performance and mood. *Scandinavian Journal of Psychology, 45,* 373–381.

Abschnitt 22

Grahn, P., Mårtensson, F., Lindblad, B., Nilsson, P., & Ekman, A. (1997). Ute på dagis (Outdoors at daycare). *Stad och Land* (City and country), n° 145, Hässleholm, Sweden, Norra Skåne Offset.

Taylor, A. F., & Kuo, F. E. (2009). Children with attention deficits concentrate better after walk in the park. *Journal of Attention Disorders, 12,* 402–409.

Wells, N. M. (2000). At home with nature: Effects of "greenness" on children's cognitive functioning. *Environment and Behavior, 32,* 775–795.

Abschnitt 23

Daly, J., Burchett, M., & Topy, F. (2010). *Plants in classroom can improve student performance (Internal document).* Sydney: University of Technology.

Doxey, J., Waliczek, T. M., & Zajicek, J. M. (2009). The impact of interior plants in university classrooms on course performance and student perceptions of the course and instructor. *HortScience, 44,* 384–391.

Han, K. T. (2009). Influence of limitedly visible leafy indoor plants on the psychology, behavior, and health of students at a junior high school in Taiwan. *Environment and Behavior, 41,* 658–692.

Abschnitt 24

Bringslimark, T., Patil, G. G., & Hartig, T. (2008). The association between indoor plants, stress, productivity and sick leave in office workers. *Acta Horticulturare, 775,* 117–121.

Fjeld, T. (2000). The effects of interior planting on health and discomfort among workers and school children. *HortTechnology, 10,* 46–52.

Kaplan, R., & Kaplan, S. (1989). *The Experience of Nature: A Psychological Perspective.* Cambridge: Cambridge University Press.

Leather, P., Pyrgas, M., Beale, D., & Lawrence, C. (1998). Windows in the workplace. *Environment and Behavior, 30,* 739–763.

Shin, W. S. (2007). The influence of forest view through a window on job satisfaction and job stress. *Scandinavian Journal of Forest Research, 22,* 248–53.

Abschnitt 25

Tennessen, C. M., & Cimprich, B. (1995). Views to nature: Effects on attention. *Journal of Environmental Psychology, 15,* 77–85.

Abschnitt 26

Braden, R., Reichow, S., & Halm, M. A. (2009). The use of the essential oil lavandin to reduce preoperative anxiety in surgical patients. *Journal of Perianesthesia Nursing, 24,* 348–355.

Campenni, C. E., Crawley, E. J., & Meier, M. F. (2004). Role of suggestion in odor-induced mood change. *Psychological Reports, 94,* 1127–1136.

Graham, P. H., Browne, L., Cox, H., & Graham, J. (2003). Inhalation aromatherapy during radiotherapy: Results of a placebo-controlled doubleblind randomized trial. *Journal of Clinical Oncology, 21,* 2372–2376.

Itai, T., Amayasu, H., Kuribayashi, M., Kawamura, N., Okada, M., Momose, A., Tateyama, T., Narumi, K., Uematsu, W., & Kaneko, S. (2000). Psychological effects of aromatherapy on chronic hemodialysis patients. *Psychiatry and Clinical Neurosciences, 54,* 393–397.

Kawakami, K., Takai-Kawakami, K., Okazaki, Y., Kurihara, H., Shimizu, Y., & Yanaihara, T. (1997). The effects of odors on human newborn infants under stress. *Infant Behavior and Development, 20,* 531–535.

Lehrner, J., Marwinski, G., Lehr, S., Johren, P., & Deecke, L. (2005). Ambient odors of orange and lavender reduce anxiety and improve mood in a dental office. *Physiology & Behavior, 86,* 92–95.

Muzzarelli, L., Force, M., & Sebold, M. (2006). Aromatherapy and reducing preprocedural anxiety: A controlled prospective study. *Gastroenterology Nursing, 29,* 466–471.

Raudenbush, B., Koon, J., Meyer, B., Corley, N., & Flower, N. (2004). Modulation of pain threshold, pain tolerance, mood, workload, anxiety, and physiological stress measurements through odorant administration. *North American Journal of Psychology, 6,* 361–370.

Redd, W. H., Manne, S. L., Peters, B., Jacobsen, P. B., & Schmidt, H. (2009). Fragrance administration to reduce anxiety during MR imaging. *Journal of Magnetic Resonance Imaging, 4,* 623–626.

Abschnitt 27

Baron, R. A., & Kalsher, M. J. (1998). Effects of a pleasant ambient fragrance on simulated driving performance: The sweet smell of…safety. *Environment and Behavior, 30,* 535–552.

Diego, M. A., Jones, A. N., Field, T., Hernandez-Reif, M., Schanberg, S., Kuhn, C., Mcadam, V., Galamaga, R., & Galamaga, M. (1998). Aromatherapy positively affects mood, EEG patterns of alertness and math computations. *International Journal of Neuroscience, 96,* 217–224.

Millot, J. L., Brand, G., & Morand, N. (2002). Effects of ambient odors on reaction time in humans. *Neuroscience Letters, 322,* 79–82.

Raudenbush, B., Corley, N., & Eppich, W. (2001). Enhancing athletic performance through the administration of peppermint odor. *Journal of Sport & Exercises Psychology, 23,* 156–160.

Raudenbush, B., Esgro, W., Grayhem, R., Sears, T. E., & Wilson, I. (im Druck). Effects of odorant administration on driving performance, safety, alertness, and fatigue. *North American Journal of Psychology.*

Rottman, T. R. (1989). The effects of ambient odor on the cognitive performance, mood, and activation, of low and high impulsive individuals in a naturally arousing situation. Dissertation.

Warm, J. S., Dember, W. N., & Parasuranam, R. (1991). Effects of olfactory stimulation on performance and stress in a visual sustained attention task. *Journal of the Society of Cosmetics Chemists, 12,* 1–12.

Zoladz, P., & Raudenbush, B. (2005). Cognitive enhancement through stimulation of the chemical senses. *North American Journal of Psychology, 7,* 125–140.

Abschnitt 28

Baron, R. (1997). The sweet smell of… helping: Effects of pleasant ambient fragrance on prosocial behavior in shopping malls. *Personality and Social Psychology Bulletin, 23,* 498–503.

Grimes, M. B. (1999). Helping behavior commitments in the presence of odors: Vanilla, lavender, and no odor. Hypertextversion, Georgia Southern University.

Zemke, D. M. V., & Shoemaker, S. (2006). Scent across a crowded room: Exploring the effect of ambient scent on social interactions. *International Journal of Hospitality Management, 12,* 1–14.

Abschnitt 29

Guéguen, N. (2011). Women exposure to pleasant ambient fragrance and receptivity to a man's courtship request. *Chemosensory Perception, 4,* 195–197.

Guéguen, N. (2012). The sweet smell of… courtship: Effects of pleasant ambient fragrance on women receptivity to a man courtship request. *Journal of Environmental Psychology, 32,* 123–125.

Guéguen, N. (in Vorbereitung). Smiling behavior of women exposed to pleasant ambient fragrance.

Abschnitt 30

Cunningham, M. R. (1979). Weather, mood, and helping behavior: Quasi experiments with the sunshine Samaritan. *Journal of Personality and Social Psychology, 37,* 1947–1956.

Guéguen, N. (in Vorbereitung). "You are the sunshine of my life": Evidence of the effect of sunshine on dating requests.

Guéguen, N., & Fischer-Lokou, J. (in Vorbereitung). Reciprocity of smiling according to wheather.

Tustin, K., Gross, J., & Haynes, H. (2004). Maternal exposure to firsttrimester sunshine is associated with increased birth weight in human infants. *Developmental Psychobiology, 45,* 221–230.

Abschnitt 31

Guéguen, N., & Legohérel, P. (2000). Effect on tipping of barman drawing a sun on the bottom of customers' checks. *Psychological Reports, 87,* 223–226.

Rind, B. (1996). Effect of beliefs about weather conditions on tipping. *Journal of Applied Social Psychology, 26,* 137–147.

Rind, B., & Strohmetz, D. (2001). Effect of beliefs about future weather conditions on restaurant tipping. *Journal of Applied Social Psychology, 31,* 2160–2164.

Abschnitt 32

Guéguen, N. (in Vorbereitung). Uncivil behavior and lighting.

Guéguen, N., & Fischer-Lokou, J. (in Vorbereitung). Lighting and helping behavior.

Lewis, E. B., & Sullivan, T. T. (1979). Combating crime and citizen attitudes: A case study of the corresponding reality. *Journal of Criminal Justice, 7,* 71–79.

Page, R. A., & Moss, M. K. (1976). Environmental influences on aggression: The effects of darkness and proximity of victim. *Journal of Applied Social Psychology, 6,* 126–133.

Painter, K., & Farrington, D. P. (2001). The financial benefits of improved street lighting, based on crime reduction. *Lighting, Research and Technology, 33,* 3–12.

Poyner, B. (1991). Situational crime prevention in two parking facilities. *Security Journal, 2,* 96–101.

Quinet, K. D., & Nunn, S. (1998). Illuminating crime: The impact of street lighting on calls for police service. *Evaluation Review, 22,* 751–779.

Zhong, C., Bohns, V. K., & Gino, F. (2010). Good lamps are the best police: Darkness increases self-interested behavior and dishonesty. *Psychological Science, 21,* 311–314.

Abschnitt 33

Simonsohn, U. (im Druck). Clouds make nerds look good: Field evidence of the impact of incidental factors on decision making, Journal of *Behavioral Decision Making.*

Abschnitt 34

Appleyard, D., & Lintell, M. (1972). The environmental quality of city streets: The residents' viewpoint. *Journal of American Institute of Planners, 38,* 84–101.

Donnerstein, E., & Wilson, D. W. (1976). Effects of noise and perceived control on ongoing and subsequent behaviour. *Journal of Personality and Social Psychology, 34,* 774–781.

Korte, C., Ypma, I., & Toppen, A. (1975). Helpfulness in Dutch society as a function of urbanization and environmental input level. *Journal of Personality and Social Psychology, 32,* 996–1003.

Mathews, K. E. Jr., & Canon, L. K. (1975). Environmental noise level as a determinant of helping behavior. *Journal of Personality and Social Psychology, 32,* 571–577.

Abschnitt 35

Cohen, S., Evans, G. W., Krantz, D. S., Stokols, D., & Kelly, S. (1981). Aircraft noise and children: Longitudinal and cross-sectional evidence on adaptation to noise and the effectiveness of noise abatement. *Journal of Personality and Social Psychology, 40,* 331–345.

Abschnitt 36

Arai, Y. C., Sakakibara, S., Ito, A., Ohshima, K., Sakakibara, T., Nishi, T., Hibino, S., Niwa, S., & Kuniyoshi, K. (2008). Intra-operative natural sound decreases salivary amylase activity of patients undergoing inguinal hernia repair under epidural anesthesia. *Acta Anaesthesiologica Scandinavica, 52,* 987–990.

Guéguen, N. (in Vorbereitung). Natural background noise and helping behavior.

Mathews, K. E. Jr., & Canon, L. K (1975). Environmental noise level as a determinant of helping behavior. *Journal of Personality and Social Psychology, 32,* 571–577.

Abschnitt 37

Anderson, C., & Anderson, D. (1984). Ambient temperature and violent crime: Test of the linear and curvilinear hypotheses. *Journal of Personality and Social Psychology, 46,* 91–97.

Baron, R. (1972). Aggression as a function of ambient temperature and prior anger arousal. *Journal of Personality and Social Psychology, 21,* 183–189.

Baron, R., & Ransberger, V. (1978). Ambient temperature and the occurrence of collective violence: The "long hot summer" revisited. *Journal of Personality and Social Psychology, 36,* 351–360.

Schafer, J. A., Varano, S. P., Jarvis, J. P., & Cancino, J. M. (2010). Bad moon on the rise? Lunar cycles and incidents of crime. *Journal of Criminal Justice, 38,* 359–357.

Abschnitt 38

Dowling, K. W. (2005). The effect of the lunar phases on domestic violence incident rates. *The Forensic Examiner, 14,* 13–18.

Martens, R., Kelly, I. W., & Saklofske, D. H. (1988). Lunar phase and birthrate: A 50-year critical review. *Psychological Reports, 63,* 923–924.

Martin, S. J., Kelly, I. W., & Saklofske, D. H. (1992). Suicide and lunar cycles: A critical review over 28 years. *Psychological Reports, 71,* 787–795.

Owens, M., & Mcgowan, I. W. (2006). Madness and the moon: The lunar cycle and psychopathology. *German Journal of Psychiatry, 9,* 123–127.

Rogers, T. D., Masterton, G., & McGuire, R. (1991). Parasuicide and the lunar cycle. *Psychological Medicine, 21,* 393–397.

Rotton, J., & Kelly, I. W. (1985). Much ado about the full moon: A meta-analysis of lunar-lunacy research. *Psychological Bulletin, 97,* 286–306.

Sands, J. M., & Miller, L. E. (1991). Effects of moon phase and other temporal variables on absenteeism. *Psychological Reports, 69,* 959–962.

Simon, A. (1998). Agression in a prison setting as a function of lunar phases. *Psychological Reports, 82,* 747–752.

Abschnitt 39

Eagly, A. (1987). *Sex Differences In Social Behavior: A Social Role Interpretation*. Hillsdale: Erlbaum.

Gilligan, C. (1982). *In A Different Voice*. Cambridge: Harvard University Press.

Zelezny, L. C., Chua, P. P., & Aldrich, C. (2000). Elaborating on gender differences in environmentalism—statistical data included. *Journal of Social Issues, 56,* 443–457.

Abschnitt 40

Buttel, F. H. (1979). Age and environmental concern: A multivariate analysis. *Youth and Society, 10,* 237–256.

Mohai, P., & Twight, B. (1987). Age and environmental concern: An elaboration of the Buttel model using national survey evidence. *Social Science Quaterly, 68,* 798–815.

Abschnitt 41

Carlsson-Kanyama, A., Lindén, A. L., & Eriksson, B. (2005). Residential energy behavior: Does generation matter? *International Journal of Consumer Studies, 29,* 239–253.

Lansana, F. (1992). Distinguishing potential recyclers from non-recyclers: A basis for developing recycling strategies. *Journal of Environmental Education, 23,* 16–23.

Swami, V., Chamorro-Premuzic, T., Snelgar, R., & Furnham, A. (2011). Personality, individual differences, and demographic antecedents of self-reported household waste management behaviours. *Journal of Environmental Psychology, 31,* 21–26.

Abschnitt 42

Gamba, R., & Oskamp, S. (1994). Factors influencing community resident's participation in commingled curbside recycling programs. *Environment and Behavior, 26,* 587–612.

Maslow, A. H. (1970). *Motivation and Personality (2e éd.).* New York: Viking Press.

Shrode, J. R., & Morris, M. H. (2008). The influence of gender, race & party identification on attitudes about global warming. *Indiana Journal of Political Science, 11,* 59–67.

Van Liere, K. D., & Dunlap, R. E. (1980). The social bases of environmental concern: A review of hypotheses, explanations and empirical evidence. *Public Opinion Quaterly, 44,* 181–197.

Vining, J., & Ebreo, A. (1990). An evaluation of the public response to a community recycling education program. *Society and Natural ressources, 2,* 23–36.

Abschnitt 43

Buttel, F. H., & Flinn, W. L. (1978). The politics of environmental concern: The impacts of party identification and political ideology on environmental attitude. *Environment and Behavior, 10,* 17–36.

Hine, D. W., & Gifford, R. (1991). Fear appeals, individual differences, and environmental concern. *Journal of Environmental Education, 23,* 36–41.

Van Liere, K. D., & Dunlap, R. E. (1980). The social bases of environmental concern: A review of hypotheses, explanations and empirical evidence. *Public Opinion Quaterly, 44,* 181–197.

Abschnitt 44

Huddart-Kennedy, E., Beckley, T. M., Mc Farlane, B. L., & Nadeau, S. (2009). Rural-urban differences in environmental concern in Canada. *Rural Sociology, 74,* 309–329.

Jones, R. E., Fly, M. J., Talley, J., & Cordell, H. K. (2003). Green migration into rural America: The new frontier of environmentalism? *Society and Natural Resource, 16,* 221–238.

Tremblay, K. R., & Dunlap, R. E. (1978). Rural-urban residence and concern with environmental quality. *Rural Sociology, 43,* 474–491.

Abschnitt 45

Hirsh, J. B. (2010). Personality and environmental concern. *Journal of Environmental Psychology, 30,* 245–248.

Hirsh, J. B., & Dolberman, D. (2007). Personality predictors of consumerism and environmentalism: A preliminary study. *Personality and Individual Differences, 43,* 1583–1593.

Swami, V., Chamorro-Premuzic, T., Snelgar, R., & Furnham, A. (2010). Personality, individual differences, and demographic antecedents of self-reported household waste management behaviors. *Journal of Environmental Psychology, 31,* 21–26.

Abschnitt 46

Davis, J. L., Green, J. D., & Reed, A. (2009). Interdependence with the environment: Commitment, interconnectedness, and environmental behavior. *Journal of Environmental Psychology, 29,* 173–180.

Schultz, P. W., Shriver, C., Tabanico, J. J., & Khazian, A. M. (2004). Implicit connections with nature. *Journal of Environmental Psychology, 24,* 31–42.

Abschnitt 47

Howland, C. I., & Mandel, W. (1952). An experimental comparison of conclusion-drawing by the communicator and by the audience. *Journal of Abnormal and Social Psychology, 47,* 581–588.

Meijnders, A., Midden, C., Olofsson, A., Öhman, S., Matthes, J., Bondarenko, O., Gutteling, J., & Rusanen, M. (2009). The role of similarity cues on the development of trust in source of information about G.M. Food. *Risk Analysis, 29,* 1116–1128.

Priester, J. R., & Petty, R. E. (2003). The influence of a spokesperson trust-worthiness on message elaboration, attitude strength, and advertising effectiveness. *Journal of Consumer Psychology, 13,* 408–421.

Abschnitt 48

Bandura, A. (1977). *Social Learning Theory*. New York: Prentice-Hall.

Staats, H., Wit, A. P., & Midden, C. Y. H. (1996). Communicating the greenhouse effect to the public: Evaluation of a mass media campaign from a social dilemma perspective. *Journal of Environmental Management, 45,* 189–203.

Winett, R. A., Leckliter, I. N., Chinn, D. E., Stahl, B., & Love, S. Q. (1985). Effect of television modeling on residential energy conservation. *Journal of Applied Behavioral Analysis, 18,* 33–44.

Abschnitt 49

Hass, J. W., Bagley, G. S., & Rogers, W. R. (1975). Coping with the energy crisis: Effect of fear. *Journal of Applied Psychology, 60,* 754–756.

Hine, D. W., & Gifford, R. (1991). Fear appeals, individual differences, and environmental concern. *Journal of Environmental Education, 23,* 36–41.

Abschnitt 50

Grankvist, G., Dahlstrand, U., & Biel, A. (2004). The impact of environmental labelling on consumer preference: Negative vs. positive labels. *Journal of Consumer Policy, 27,* 213–230.

Magnusson, M. K., Arvola, A., Koivisto, Hursti, U. K., Åberg, L., & Sjödén, P. O. (2001). Attitudes towards organic foods among Swedish consumers. *British Food Journal, 103,* 209–227.

Abschnitt 51

Farhar, B. C. (1999). *Willingness to pay for electricity from renewable resources: A review of utility market research (NREL/TP. 550.26148)*. Golden, CO, National Renewable Energy Laboratory.

Pichert, D., & Katsikopoulos, K. V. (2008). Green defaults: Information presentation and pro-environmental behaviour. *Journal of Environmental Psychology, 28,* 63–73.

Roe, B., Teisl, M. F., Rong, H., & Levy, A. S. (2001). Characteristics of consumer preferred labeling policies: Experimental evidence from price and environmental disclosure for deregulated electricity service. *Journal of Consumer Affair, 35,* 1–2.

Wüstenhagen, R. (2000). *Ökostrom – von der Nische zum Massenmarkt: Entwicklungsperspektiven und Marketingstrategien für eine zukunftsfähige Elektrizitätsbranche.* Zürich: vdf-Hochschulverlag.

Abschnitt 52

Iyer, E. S., & Kashyap, R. K. (2007). Consumer recycling: Role of incentives, information, and social class. *Journal of Consumer Behaviour, 6,* 32–47.

Katzev, R., & Bachman, W. (1982). Effects of deferred payment and fare manipulations on urban bus ridership. *Journal of Applied Psychology, 67*(1), 83–88.

Needleman, L. D., & Geller, E. S. (1992). Comparing interventions to motivate work-site collection of home-generated recyclables. *American Journal of Community Psychology, 20,* 775–785.

Abschnitt 53

Van Houwelingen, J. H., & Van Raaij, W. F. (1989). The effect of goalsetting and daily electronic feedback on in-home energy use. *Journal of Consumer Research, 16,* 98–105.

Abschnitt 54

Graham, J., Koo, M., & Wilson, T. D. (2011). Conserving energy by inducing people to drive less. *Journal of Applied social Psychology, 41,* 106–118.

Abschnitt 55

Abrahamse, W., Steg, L., Vlek, C., & Rothengatter, T. (2007). The effect of tailored information, goal setting, and tailored feedback on household energy use, energy related behaviors, and behavioral antecedents. *Journal of Environmental Psychology, 27,* 265–276.

Mcmakin, A. H., Malone, E. L., & Lundgren, R. E. (2002). Motivating residents to conserve energy without financial incentives. *Environment and Behavior, 34,* 848–843.

Winett, R. A., Love, S. Q., & Kidd, C. (1983). The effectiveness of an energy specialist and extension agents in promoting summer energy conservation by home visits. *Journal of Environmental Science, 12,* 61–70.

Abschnitt 56

Cialdini, R. B., Reno, R. R., & Kallgreen, C. A. (1990). A focus theory of normative conduct: Recycling the concept of norms to reduce littering in public places. *Journal of Personality and Social Psychology, 58,* 1015–1026.

Milgram, S., Bickman, L., & Berkowitz, L. (1969). Note on the drawing power of crowds of different size. *Journal of Personality and Social Psychology, 13,* 79–82.

Abschnitt 57

Goldstein, N., Cialdini, R., & Griskevicius, V. (2008). A room with a viewpoint: Using social norms to motivate environmental conservation in hotels. *Journal of Consumer Research, 35,* 472–482.

Schultz, P. W, Khazian, A. M., & Zaleski, A. C. (2008). Using normative social influence to promote conservation among hotel guests. *Social Influence, 3,* 4–23.

Abschnitt 58

Cialdini, R. B., Kallgreen, C. A., & Reno, R. R. (1991). A focus theory of normative conduct. *Advances in Experimental Social Psychology, 24,* 201–234.

Schultz, P. W., Nolan, J. M., Cialdini, R. B., Goldstein, N. J., & Griskevicius, V. (2007). The constructive, destructive and reconstructive power of social norm. *Psychological Science, 18,* 429–434.

Abschnitt 59

Felonneau, M. L., & Becker, M. (2008). Pro-environmental attitudes and behavior: Revealing perceived social desirability. *Revue internationale de psychologie sociale, 21,* 25–50.

Abschnitt 60

Berkowitz, L., & Lepage, A. (1967). Weapons as aggression-eliciting stimuli. *Journal of Personality and Social Psychology, 7,* 202–207.

Guéguen, N. (2012). Indoor plants appearance on belief in global warming. *Journal of Environmental Psychology, 32,* 173–177.

Jacob, C., Guéguen, N., & Boulbry, G. (2011). Presence of various figurines on a restaurant table and consumer choice: Evidence for an associative link. *Journal of Foodservice Business Research, 14,* 47–52.

Abschnitt 61

Joireman, J., Truelove, H., & Duell, B. (2010). Effect of outdoor temperature, heat primes and anchoring on belief in global warming. *Journal of Environmental Psychology, 30,* 358–367.

Li, Y., Johnson, E. J., & Zaval, L. (2011). Local warming: Daily temperature change influences belief in global warming. *Pscyhological Science, 22,* 454–459.

Abschnitt 62
Davis, J. L., Green, J. D., & Reed, A. (2009). Interdependence with the environment: Commitment, interconnectedness, and environmental behavior. *Journal of Environmental Psychology, 29,* 173–180.

Schultz, P. W, Shriver, C., Tabanico, J. J., & Khazian, A. M. (2004). Implicit connections with nature. *Journal of Environmental Psychology, 24,* 31–42.

Abschnitt 63
Fritsche, I., Jonas, E., Niesta Kayser, D., & Koranyi, N. (2010). Existential threat and compliance with pro-environmental norms. *Journal of Environmental Psychology, 30,* 67–79.

Abschnitt 64
Guéguen, N. Meineri, S., Martin, A., & Grandjean, I. (2010). The combined effect of the Foot-in-the-Door technique and the "But You Are Free" technique: An evaluation on the selective sorting of household wastes. *Ecopsychology, 2,* 231–237.

Pascual, A., & Guéguen, N. (2002). La technique du "Vous êtes libre de…": Induction d'un sentiment de liberté et soumission à une requête ou le paradoxe d'une liberté manipulatrice. *Revue internationale de psychologie sociale, 15,* 45–82.

Abschnitt 65
Joule, R. -V., & Beauvois, J. -L. (1998). *La Soumission librement consentie.* Paris: PUF.

Kiesler, C. A. (1971). *The Psychology of Commitment. Experiments Liking Behavior to Belief.* New York: Academic Press.

Pardini, A. U., & Katzev, R. D. (1983). The effect of strength of commitment on newspaper recycling. *Journal of Environmental Systems, 13,* 245–254.

Abschnitt 66

Lewin, K. (1947). Group decision and social change. In T. M. Newcomb & E. L. Hartley (Eds.), *Readings in Social Psychology.* New York: Holt.

Wang, T. H., & Katzev, R. (1990). Group commitment and resource conservation: Two field experiments on promoting recycling. *Journal of Applied Psychology, 20,* 265–275.

Abschnitt 67

Cialdini, R. (2004). *Influence et manipulation. Comprendre et maîtriser les mécanismes et les techniques de persuasion.* Paris: First.

Cialdini, R. B., Cacioppo, J. T., Bassett, R., & Miller, J. A. (1978). Low-ball procedure for producing compliance: Commitment then cost. *Journal of Personality and Social Psychology, 36,* 463–476.

Pallak, M. S., Cook, D. A., & Sullivan, J. J. (1980). Commitment and energy conservation. *Applied Social Psychology Annual, 1,* 235–253.

Pallak, M. S., & Cummings, N. (1976). Commitment and voluntary energy conservation. *Personality and Social Psychology Bulletin, 2,* 27–31.

Abschnitt 68

Dufourc-Brana, M., Pascual, A., & Guéguen, N. (2006). Déclaration de liberté et pied-dans-la-porte. *Revue internationale de psychologie sociale, 19,* 173–187.

Freedman, J., & Fraser, S. (1966). Compliance without pressure: The foot-in-the-door technique. *Journal of Personality and Social Psychology, 4,* 195–202.

Joule, R. -V., & Beauvois, J. -L. (1998). *La Soumission librement consentie. Comment amener les gens à faire librement ce qu'ils doivent faire?* Paris: PUF.

Abschnitt 69

Bem, D. J. (1972). Self-perception theory. In L. Berkowitz (Ed.), *Advances in Experimental Social Psychology, 6 (pp. 1–62)*, New York: Academic Press.

Goldman, M., Seever, M., & Seever, J. (1982). Social labeling and the foot-in-the-door effect. *The Journal of Social Psychology, 117,* 19–23.

Meineri, S., & Guéguen, N. (in Vorbereitung). Kick his butt! The foot-in-the-door paradigm as a method to increase people's reactions to an environmental incivility.

Abschnitt 70

Miller, R. L., Brickman, P., & Bolen, D. (1975). Attribution versus persuasion as a means for modifying behavior. *Journal of Personality and Social Psychology, 31,* 430–441.

Abschnitt 71

Dickerson, C. A., Thibodeau, R., Aronson, E., & Miller, D. (1992). Using cognitive dissonance to encourage water conservation. *Journal of Applied Social Psychology, 11,* 841–854.

Festinger, L. (1957). *A Theory of Cognitive Dissonance.* Stanford: Stanford University Press.

Abschnitt 72

Lopez, A., Lassare, D., & Rateau, P. (2011). Dissonance et engagement: comparaison de deux voies d'intervention visant à réduire les ressources énergétiques au sein d'une collectivité territoriale. *Pratiques psychologiques, 17,* 263–284.

Abschnitt 73

Meineri, S., & Guéguen, N. (im Druck). Pied-dans-la-porte et identification de l'action, la communication engageante appliquée au domaine de l'environnement. *Revue européenne de psychologie appliquée.*

Vallacher, R. R., & Wegner, D. M. (1985). *A Theory of Action Identification.* Londres: LEA.

Abschnitt 74

Abric, J. -C. (1987). *Coopération, compétition et représentations sociales.* Cousset: DelVal.

Moscovici, S. (1961). *La Psychanalyse, son image et son public.* Paris: PUF.

Zbinden, A., Souchet, L., Girandola, F., & Bourg, G. (2011). Communication engageante et représentations sociales: une application en faveur de la protection de l'environnement et du recyclage. *Pratiques psychologiques, 17,* 285–299.

Abschnitt 75

Blanchard, G., & Joule, R. V. (2006). La communication engageante au service du tri des déchets sur les aires d'autoroutes: une expérience pilote dans le Sud de la France. 2e Colloque international pluridisciplinaire éco-citoyenneté, Marseille, 9–10 novembre.

Girandola, F., Bernard, F., & Joule, R. V. (2010). Développement durable et changement de comportement: applications de la communication engageante. In K. Weiss & F. Girandola (Eds.), *Psychologie et développement durable.* Paris: Éditions InPress.

Sachverzeichnis

Printing: Ten Brink, Meppel, The Netherlands
Binding: Stürtz, Würzburg, Germany